Hans-Jürgen Horn

Das große Massagebuch

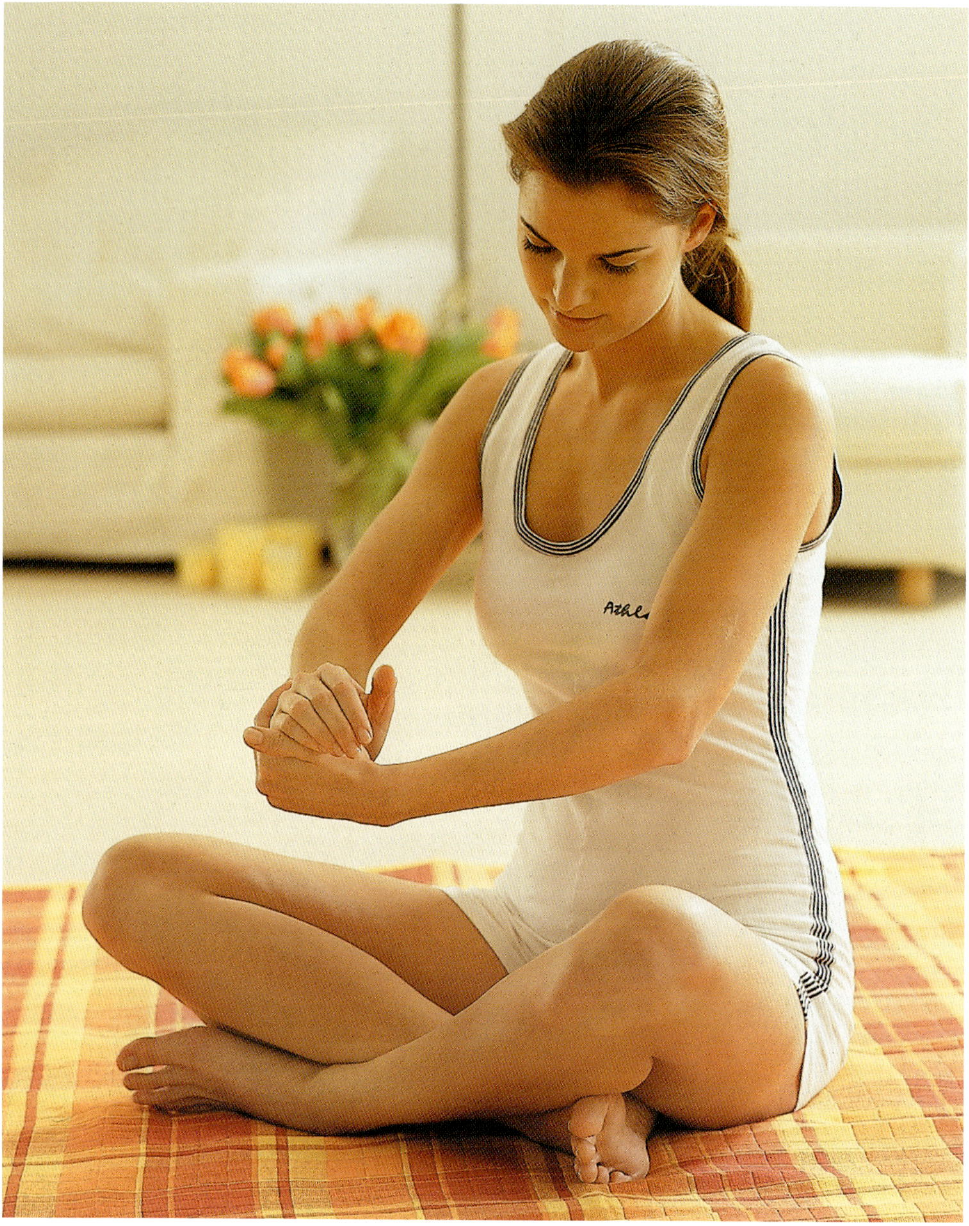

Hans-Jürgen Horn

Das große Massagebuch

garant

Inhalt

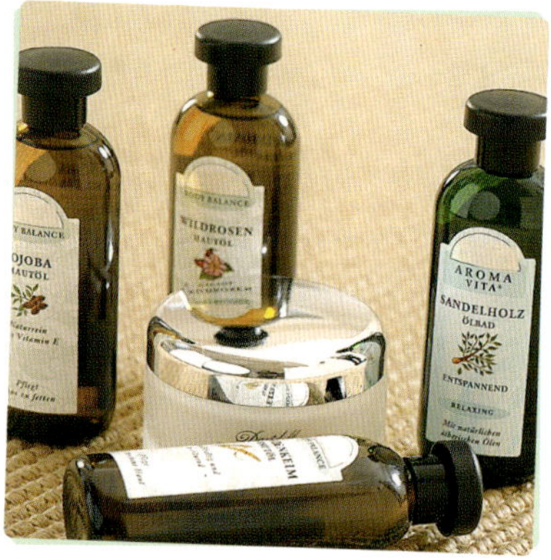

Öle intensivieren die Wirkung der Massage und erhöhen die Gleitfähigkeit der Hände. Sie sollten also immer in Griffweite stehen.

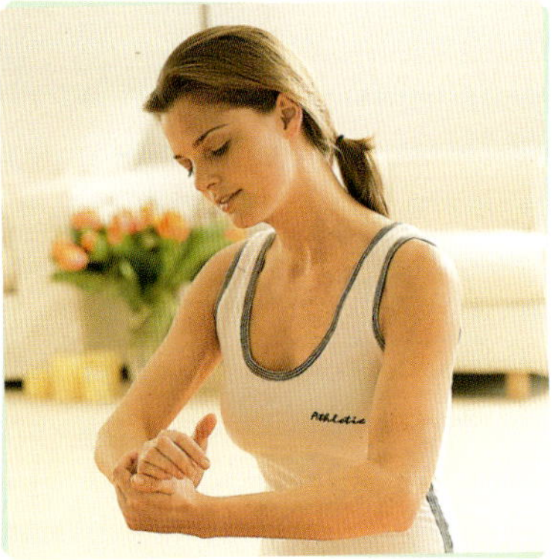

In diesem Buch werden neben gängigen Partnermassagen auch viele Griffe vorgestellt, die Sie selbst anwenden können.

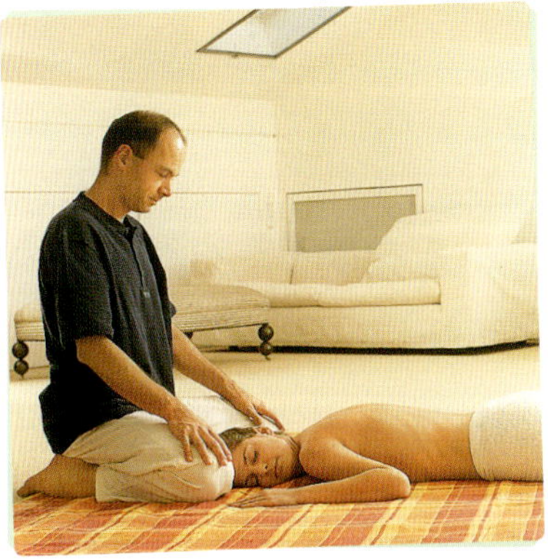

Eine entspannte Atmosphäre unterstützt die beruhigende Wirkung erheblich. Nehmen Sie sich ruhig Zeit, den Ort der Massage angenehm zu gestalten.

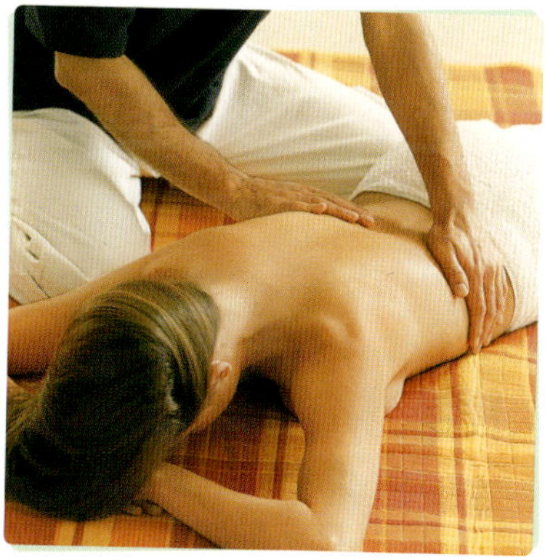

Der Rücken ist eine der Hauptproblemzonen beim modernen »Büromenschen«. Einfache Techniken können hier helfen.

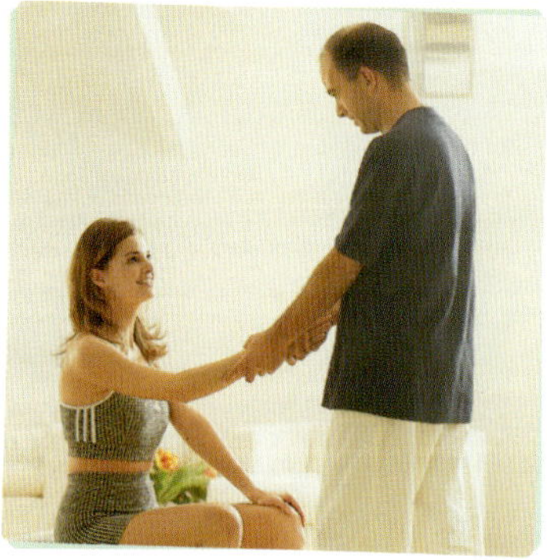

Die Muskelgruppen an den Ober- und Unterarmen können durch Selbst- und Partnermassagen gestärkt werden. Anleitungen dazu finden Sie ab Seite 102.

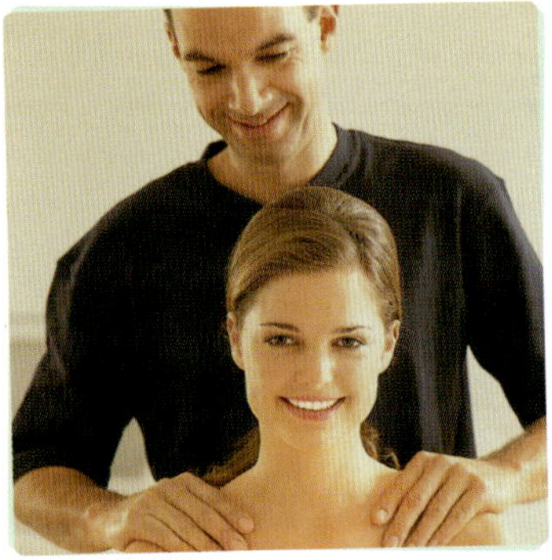

Verspannungen im Nacken- und Schulterbereich können durch intensive Knetungen gelöst werden.

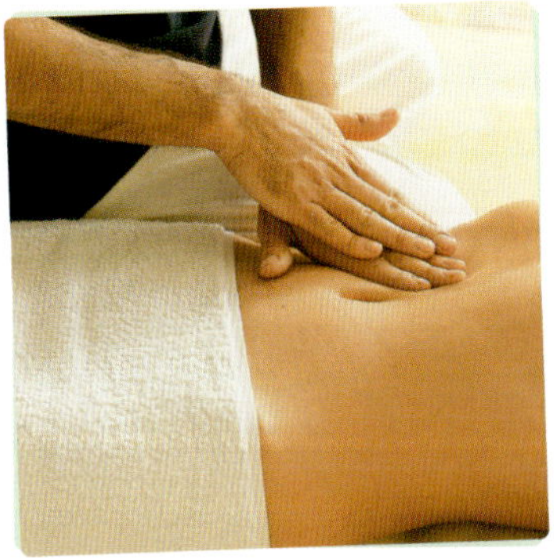

Bauchschmerzen können Sie durch sanfte Massage der schmerzenden Stellen lindern.

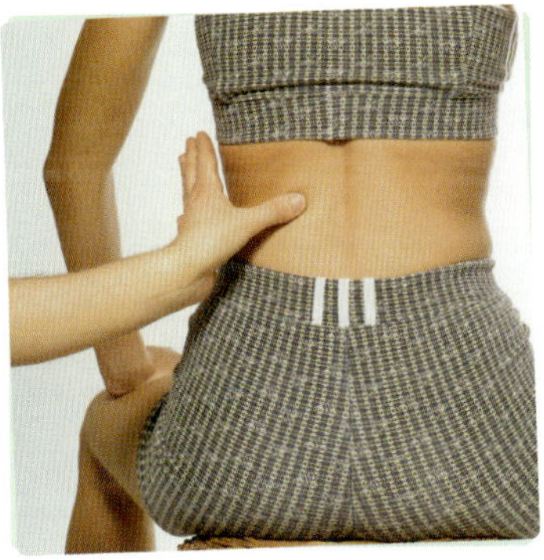

Auch während der Schwangerschaft und nach der Entbindung ist die entspannende Wirkung der Massage hilfreich.

Berührung braucht der Mensch

Wer von uns kennt das nicht: Man kommt abgehetzt nach Hause, ist gestresst, körperlich und psychisch erschöpft. Kopf, Rücken, Bauch und Muskeln schmerzen. Und dann kann man noch nicht einmal einschlafen. Da ist der schnelle Griff zu Pillen allzu verlockend. Doch in solchen Situationen kann Massage Wunder wirken. Geschickte Hände und Jahrtausende alte Massagetechniken bringen Linderung, Entspannung und schaffen frische Kräfte. Sich einfach fallen lassen und die heilsame Wirkung der Massage fühlen ist wie ein ungeheuer wohltuendes Baden in wundervollen Berührungen. Kein flüchtiges Klopfen auf die Schulter, kein beiläufiges und routiniertes Streicheln über die Wange, sondern ein großes Maß an Zuwendung.

Massage – die Kunst der heilsamen Berührung

Berührungen sind im wahrsten Sinn des Wortes lebensnotwendig. Anfang dieses Jahrhunderts untersuchten amerikanische Ärzte eine Reihe von Heimkindern, die kaum Körperkontakt zu anderen Menschen hatten. Sie waren trotz guter Nahrungs- und Hygieneverhältnisse sowohl körperlich als auch emotional unterentwickelt. Viele dieser Kinder starben früh, weil sie ohne menschliche Berührung blieben.

Massagen sind zunächst nichts anderes als Berührungen, die eindeutig nachweisbare psychologische und physiologische Auswirkungen haben. Dieses Buch wendet sich deshalb an alle, die wieder ein Gefühl für ihren Körper entwickeln wollen und die ihrem Körper oder dem ihres Partners durch Massage etwas Gutes tun und durch Stressabbau ihre Gesundheit fördern wollen.

Nach einer kurzen Einführung in die Anatomie des menschlichen Körpers anhand von Abbildungen werden Sie besser verstehen, wo und wie Sie mit den Händen ansetzen müssen.

Im umfangreichen Praxisteil werden einfach zu erlernende Techniken und Massagen beschrieben, die Sie als Selbst- oder Partnermassage einüben können. Die einzelnen Körperpartien werden dabei mit den wirksamsten Techniken Schritt für Schritt bearbeitet. Beginnen Sie jetzt damit, die therapeutischen Fähigkeiten Ihrer Hände zu entfalten – zu Ihrem und Ihres Partners Wohl.

Die Wurzeln der Massage

Schon über 3000 Jahre v. Chr. war Massage bei den Chinesen bekannt. Die Chinesen glauben seit alters her an die »vollständige Gesundheit«. Sie führten deshalb Massagen in Verbindung mit Kampfsport, Körperübungen und Meditationen aus.

Der Begriff Massage leitet sich aus dem griechischen massein = kneten, handhaben ab, da in Griechenland die Massage vor allem in Form von Knetungen Anwendung fand. Hippokrates (460 bis 375 v. Chr.), der Begründer der modernen Medizin, behauptete von sich, durch Massage Gelenkfunktionen und Muskeltonus, d. h. die Grundspannung der Muskeln, verbessern zu können. Die Griechen entwickelten diese Art der Körperpflege zu einer Wissenschaft, die sie Psellafia nannten – die Kunst des Betastens.

Siegeszug seit dem Mittelalter

Von Cicero ist überliefert, er wisse nicht, ob er die Gesundheit seinem Leibarzt oder seinem Sklaven verdanke, der ihn täglich massierte. Und dem römischen Masseur Musa gelang es, Kaiser Augustus durch seine Anwendungen zu heilen. In der Antike wandten alle Mediziner die Massage an, da sie darin das wirkungsvollste Mittel zur Erhaltung körperlicher und geistiger Frische sahen.
Nach dem Verfall Griechenlands und nach dem Untergang Roms gerieten Medizin und Gymnastik im Mittelalter immer mehr in Vergessenheit. Erst zur Zeit der Kreuzzüge wurden die alten Praktiken wieder entdeckt. Die Kreuzritter, die häufiger Verluste aufgrund von hygienisch bedingten Infektionen als durch Kampfverletzungen zu beklagen hatten, lernten im Orient Schwitzbäder und Massagen schätzen und brachten sie nach Europa, wo sie sich schnell verbreiteten.

Moderne Massagetechniken

Dem schwedischen Dichter und Arzt Per Henrik Ling (1776 bis 1823) ist es zu verdanken, dass Massagetherapie und medizinische Gymnastik wieder zur Wissenschaft wurden. Im Lauf der Zeit verselbstständigte sie sich und wurde als Schwedische Massage auch bei uns bekannt.
Der französische Einfluss auf die heutige Massage zeigt sich in den noch heute gebräuchlichen Bezeichnungen der Massagetechniken Effleurage (Streichung), Petrissage (Knetung), Friktion (Reibung) und Tapotement (Klopfen). Diese Techniken werden noch im Einzelnen erläutert.

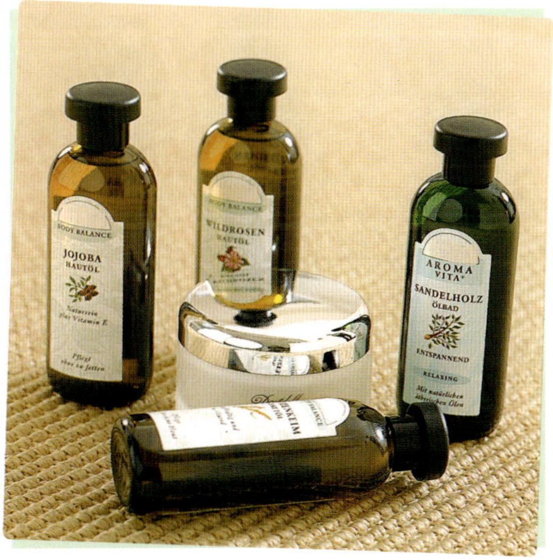

Öle werden von jeher zur Steigerung der Massagewirkung eingesetzt. Sie sollten immer handwarm aufgetragen werden.

Die Anatomie des menschlichen Körpers

Um die verschiedenen Massagetechniken erfolgreich anwenden zu können, benötigen Sie einige grundlegende Kenntnisse der menschlichen Anatomie. Die beiden Bildtafeln zeigen Ihnen die wichtigsten Muskelpartien, auf die in den Aktivprogrammen immer wieder hingewiesen wird.

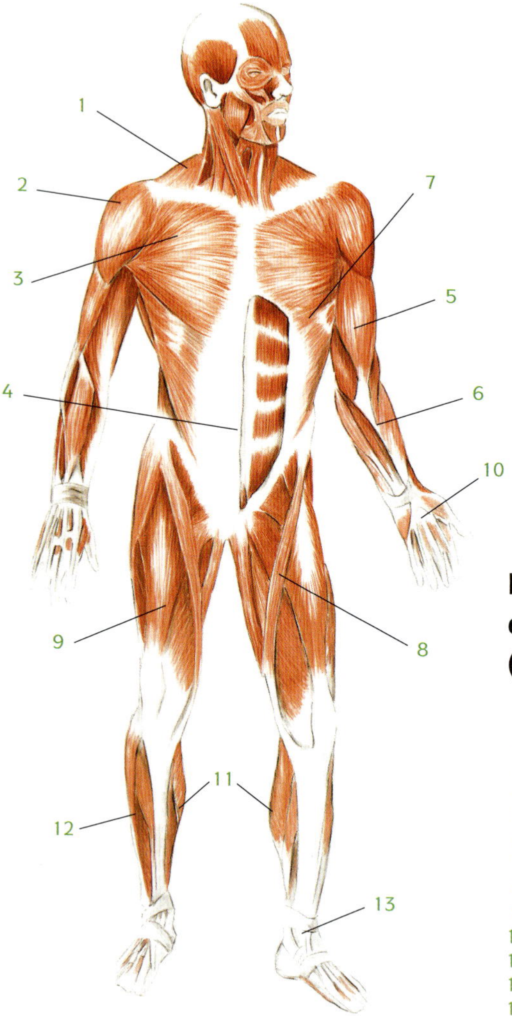

Das Muskelsystem des Menschen (Vorderseite)

1 Hautmuskeln des Halses
2 Deltamuskel
3 Brustmuskeln
4 Bauchmuskeln
5 Bizeps
6 Unterarmbeuger
7 Sägemuskel
8 Schneidermuskel
9 Gerader Oberschenkelmuskel
10 Sehnenscheiden der Hand
11 Wadenmuskel
12 Schienbeinmuskel
13 Sehnenscheiden der Füße

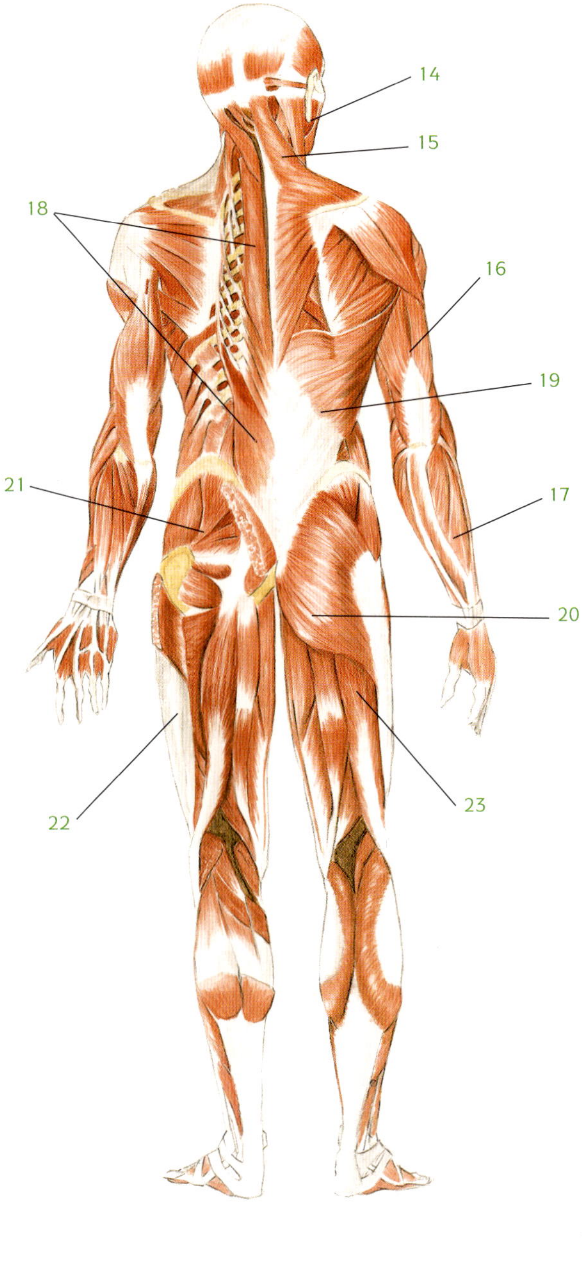

Das Muskelsystem des Menschen (Rückseite)

14 Gesichtsmuskeln
15 Kopfnickermuskel
16 Oberarmstrecker
17 Unterarmstrecker
18 Trapezius
19 Breiter Rückenmuskel
20 Großer Gesäßmuskel
21 Mittlerer Gesäßmuskel
22 Oberschenkelanzieher
23 Zweiköpfiger Oberschenkelmuskel

Sanfte Heilung durch Massage

Die Wirkung von Massage auf den Körper ist sehr vielfältig. Sie steigert das körperliche und psychische Wohlbefinden und fördert die allgemeine Leistungsfähigkeit. Zugleich mindert sie Funktionsstörungen verschiedener Organe, die über die Reflexzonen an Händen und Füßen erreicht werden, und sorgt für eine schnellere Heilung vielfältiger Beschwerden oder unterstützt die Heilung.

Wirkungsebenen und Effekte

- Muskulärer Effekt – Steigerung der Durchblutung (Hyperämie) und Verbesserung der Versorgung
- Vasaler Effekt – Erweiterung der Blutgefäße und Förderung des arteriellen und venösen Blutkreislaufes
- Nervaler Effekt – Wirkung über und auf die Nervenbahnen
- Segmenteffekt – Bindegewebsreaktion infolge der Beziehung zwischen Haut und inneren Organen
- Psychosedativer Effekt – Anregung des Gesamtstoffwechsels und Beruhigung des vegetativen Nervensystems
- Analgetischer Effekt – Schmerzlinderung bei Kopfschmerzen und Muskelverspannungen

Die physische (körperliche) Wirkung umfasst nahezu alle Gewebe unseres Körpers. Massagen erhöhen die Blutzufuhr in der Haut, den Muskeln sowie den inneren Organen und verbessern dadurch die Versorgung des Körpers mit lebenswichtigem Sauerstoff und anderen Nährstoffen. Sie lösen schmerzhafte Muskelverspannungen, machen Sehnen, Bänder und Kapseln geschmeidiger und verbessern den Abfluss der Lymphflüssigkeit und damit die Entgiftung des Körpers.

Massagewirkung auf die Haut

Massage wirkt in vielfältiger Weise auf die Haut. Sie können das an ihrer deutlichen Rötung infolge kräftiger Streichungen und Reibungen erkennen. Dabei werden abgestorbene Hautzellen und die Sekrete von

Wann hilft Massage?

- Bei Angstzuständen und Nervosität
- Bei hartnäckigen Kopfschmerzen
- Bei Leib- und Bauchschmerzen als Folge von Verdauungsbeschwerden
- Bei Rückenschmerzen
- Bei schlechter Durchblutung verschiedener Körperteile
- In der Schwangerschaft
- Bei allgemeinem Stress und bei Abgespanntheit

Schweiß- und Talgdrüsen beseitigt. Dadurch kann die Haut besser atmen und rötet sich. Das Blutbild verändert sich durch eine Massage ebenfalls positiv. Neben Puls und Blutdruck senkt sich der Blutzuckerspiegel, und auch die Flüssigkeitsausscheidung über die Niere funktioniert besser.

Massagewirkung auf die Muskulatur

Durch eine Massage werden zum einen die Durchblutung sowie die Sauerstoff- und Nährstoffversorgung des Muskelgewebes verbessert, zum anderen werden überschüssige und zum Teil giftige Stoffwechselprodukte und Ermüdungsstoffe (z. B. Milchsäure) schneller abtransportiert. Für alle, die Sport treiben, ist es wichtig zu wissen, dass die Regeneration der belasteten Muskulatur durch Massage hervorragend unterstützt werden kann. Muskelverspannungen und -verhärtungen können beseitigt oder gelindert werden.

Massagewirkung auf die Gelenke

Besonders Gelenkkapseln und Bänder neigen eher zu Stoffwechselstörungen, da die Versorgung über das Lymphsystem nicht so gut ist wie über den Blutkreislauf. Diese Situation verschlechtert sich mit zunehmendem Alter, da die Gelenkkapseln schrumpfen, durch Einlagerungen von Abfallstoffen hart werden und sich Auflagerungen bilden, die zu Verdickungen und Schwellungen an Gelenken und Sehnen führen. Um dieser Entwicklung vorzubeugen, wendet man die Gelenkmassage an. Mit jeder gründlichen Haut- und Muskelmassage wird auch gelenknahes Gewebe erfasst.

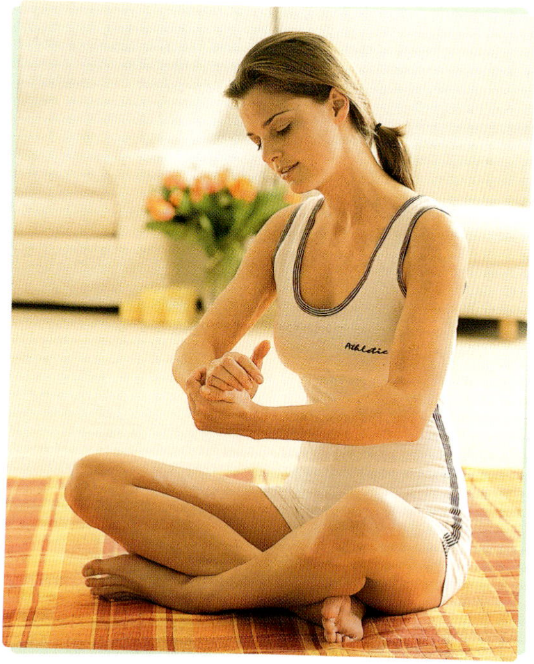

Die Selbstmassage von Händen, Kopf, Nacken, Rücken und Beinen am Arbeitsplatz oder zu Hause sorgt für schnellen Stressabbau.

Auswirkungen auf die Psyche

Die positiven Wirkungen auf den Körper verbessern auch die seelische Befindlichkeit. Stress führt zu physischen Spannungen, die sich in einer verkrampften Muskulatur, psy-

Wann sollte man nicht massieren?

- Unmittelbar nach Hauptmahlzeiten
- Bei Entzündungen der Haut (Geschwüre, Pilzerkrankungen, eitrige Prozesse u.ä.)
- Bei Entzündungen von Knochen, Geweben und inneren Organen (Rheuma, Gastritis, Meningitis, Pankreatitis u.ä.)
- Bei Erkrankungen des Nervensystems (Epilepsie u.ä.)
- Bei fieberhaften Erkrankungen
- Bei frischen Verletzungen
- Bei Herz-Kreislauf-Erkrankungen
- Bei Krampfadern, Thrombosen (Emboliegefahr!)
- Bei Krebserkrankungen

chischer Hyperaktivität und Ängsten ausdrücken.

Menschen, die häufig unter Stress stehen, kann daher durch eine Massage wirksam geholfen werden. Sie reduziert die hohe mentale Anspannung, lindert die körperlichen Auswirkungen der Belastung und stärkt die positive Lebensenergie. Das wappnet auch gegen zukünftige Belastungen.

Ganzheitlicher Ansatz

Körper und Seele stehen in enger Verbindung. Eine gute körperliche Verfassung wirkt sich auf das Gemüt aus, eine gute psychische Verfassung auf die körperlichen Funktionen. Dieses Gleichgewicht zu erhalten oder wiederherzustellen ist eine wichtige Aufgabe der Massage.

Die Vorbereitung auf die Massage

Führen Sie die Massage möglichst in vertrauter Umgebung durch. Eine ungestörte, private Atmosphäre ist vor allem für Menschen geeignet, die sich nicht gern von Fremden behandeln lassen. Sie können sich auf die Weise ungezwungener und entspannter der Massage hingeben.

Was Sie beachten sollten

Vereinbaren Sie einen festen Zeitpunkt für die geplante Partnermassage. Wichtig ist, sich Zeit zu nehmen. Das betrifft sowohl den, der die Massage ausübt, als auch den, der sie empfangen soll.

Empfohlen wird eine Aufwärmphase, entweder durch ein warmes Bad, eine Dusche oder einen Saunagang. Nach dem Bad oder Schwitzen sollte die Haut aber unbedingt trocken gerieben werden, da sie sonst schnell auskühlt.

Tragen Sie als Masseur bequeme Kleidung, in der Sie sich frei bewegen können. Schneiden Sie die Fingernägel so kurz, dass Sie bei der Massage nicht kratzen können. Schmuck wie z. B. Ringe oder Armbanduhren sollten Sie während der Massage ablegen.

Massieren Sie nur mit warmen Händen. Ölen Sie Ihre Hände ein, aber achten Sie darauf, dass Sie das Öl nicht direkt auf die Haut träufeln, sondern zuerst in Ihre Handflächen, damit es dort erwärmt wird.

Entspannte Atmosphäre

Versuchen Sie, ausgeglichen und entspannt zu bleiben. Das gelingt ganz gut, wenn Sie sich einen Bewegungsrhythmus angewöhnen, dem der Partner im Idealfall folgen kann.
Da Ihnen eine Massagebank vermutlich nicht zur Verfügung steht, und Sie meist am Boden massieren werden, denken Sie an eine Unterlage für die Knie. Denn auch für Sie soll es bequem sein. Atmen Sie gleichmäßig, dann ermüden Sie nicht so schnell.
Probieren Sie einige Massagegriffe erst an sich selbst aus, um die Wirkung zu erfahren. Aber nicht unmittelbar vor der Partnermassage, sondern am besten schon im Vorfeld.
Gehen Sie auf die Wünsche Ihres Partners ein. Wenn ihm ein Massagegriff wohl tut, wiederholen Sie diesen einfach öfter. Werden dagegen Berührungen an bestimmten Körperregionen als unangenehm empfunden, wechseln Sie die Grifftechnik bzw. die Intensität, oder brechen Sie die Massage an besagter Stelle einfach ab.

Ein behagliches Umfeld

Der geeignete Rahmen für eine Massage hängt vor allem von der Art der Massage ab. Eine kurze Massage von Nacken- und Schulterpartie lässt sich durchaus auch am Arbeitsplatz durchführen. Bevorzugen Sie eine ausgiebige Massage zu Hause, was übrigens zu empfehlen ist, sorgen Sie dafür, dass die räumliche Atmosphäre stimmt.

Wählen Sie einen gut temperierten Raum mit mindestens 24 °C Raumtemperatur, um einer schnellen Auskühlung vorzubeugen. Achten Sie darauf, dass das Licht nicht zu grell ist; indirektes und gedämpftes Licht hat auch eine beruhigende Wirkung. Auf Wunsch des Partners können Sie auch leise Entspannungsmusik einsetzen.
Als Unterlage eignet sich eine flache, nicht zu weiche Liegefläche. Wenn Sie Massageöl verwenden, ist es ratsam, saubere Laken unterzulegen. Verwenden Sie Handtücher oder Decken, um die massierten Körperbereiche vor Auskühlung zu schützen. Mit Kissen und Schaumstoffrollen können Sie für eine bequeme Lagerung des Partners sorgen.

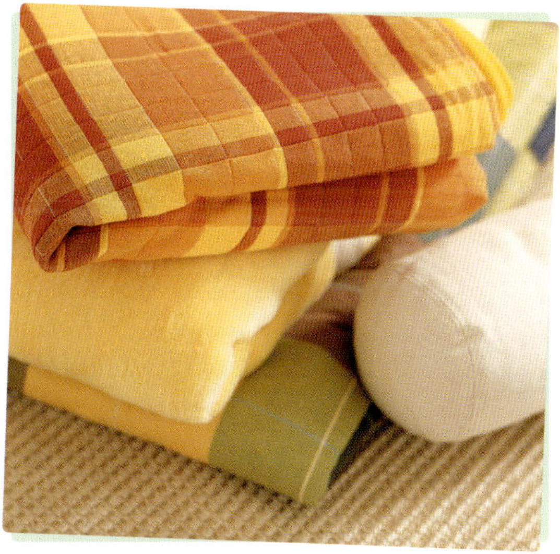

Eine weiche Decke als Unterlage, saubere Handtücher und eine Nacken- oder Fußrolle sind nützliche Massageutensilien.

Die Massagetechniken und -griffe

Die so genannte klassische Massage benutzt eine Reihe von grundsätzlichen Massagegriffen, welche je nach Behandlung miteinander kombiniert und wiederholt werden. Eine bestimmte Reihenfolge für diese Massagegriffe ist nicht vorgegeben. Wichtig ist jedoch, jede Massage mit Streichungen zu beginnen und enden zu lassen. Außerdem sollte durchgängig Hautkontakt beibehalten werden. Die massierenden Hände gleiten also immer mit Hautkontakt in die Ausgangsposition für die nächste Behandlung. Die klassische Massagetechnik unterscheidet zwischen Streichungen, Knetungen, Reibungen und Klatschungen.

Streichungen können mit der flachen Hand, den Fingern oder Knöcheln durchgeführt werden, Knetungen können ein- oder beidhändig bzw. längs oder quer erfolgen, Reibungen und Klatschungen unterschiedlich intensiv verabreicht werden.

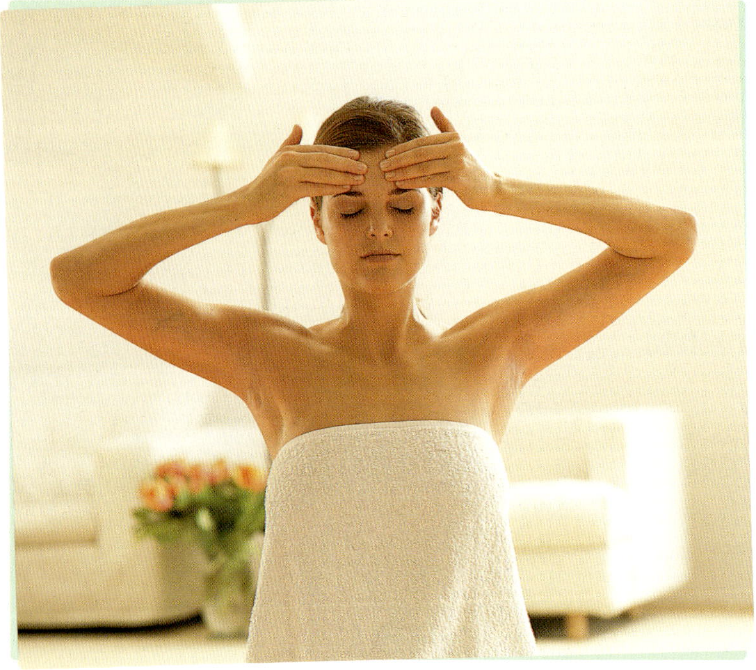

Die Selbstmassage erfordert Fingerfertigkeit und ist eine gute Übung für die Partnermassage.

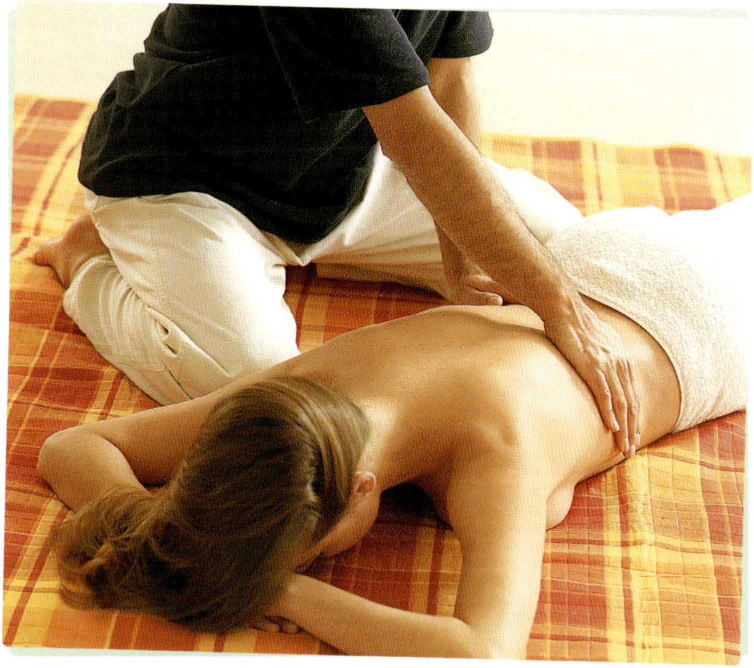

Damit die Massage richtig wirkt, kommt es auf die richtigen Griffe bei den einzelnen Behandlungsschritten an.

Streichungen (Effleurages)

Streichungen sind gleitende Griffe. Sie werden als Einleitungs-, Überleitungs- und Endgriffe angewendet und auch zwischendurch immer wieder eingeschoben.

Das Grundprinzip der Streichungen beruht darauf, dass die gesamte Handfläche des Massierenden beim Gleiten über die zu behandelnden Körperregionen einen gleichmäßigen Druck ausübt, der mehr oder weniger intensiv sein kann.

Man beginnt mit der Streichung zur Vorbereitung der Haut und Muskulatur, um die Gewebesäfte wegzustreichen, und um schon aus den Muskeln selbst gelöste und bewegliche Bestandteile wegzutransportieren. Als Einleitungsmassage wird die Streichung mit geringem Druck ausgeführt. Dabei ist darauf zu achten, dass die mit weit abgespreizten Daumen flach aufliegenden Hände die betreffende Muskelgruppe gut umfassen, damit das Gewebewasser nicht ausweichen kann. Wichtig ist, bei den Streichungen immer in Richtung zum Herzen hin zu arbeiten, um den Blutkreislauf zu unterstützen.

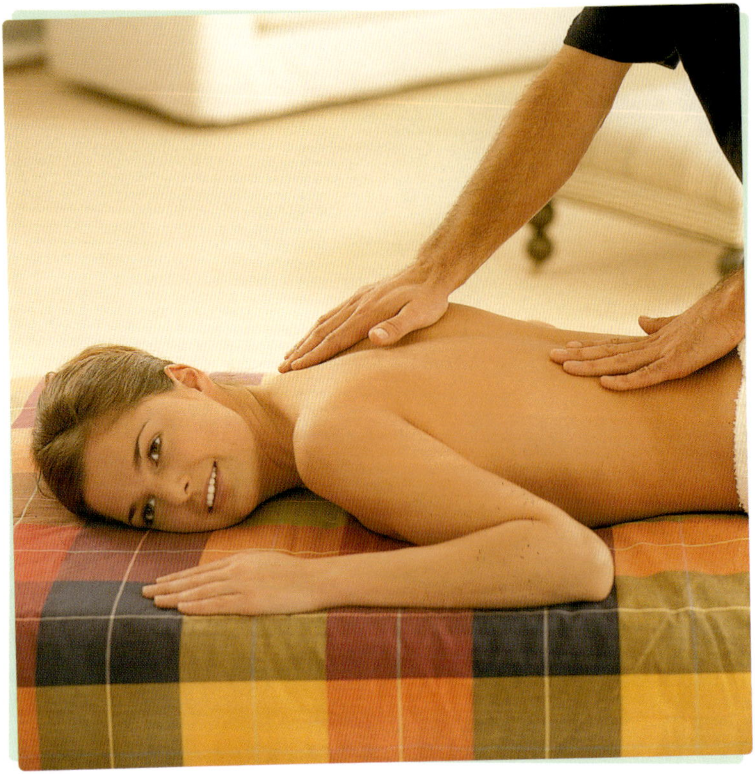

Streichungen bereiten die jeweiligen Körperpartien auf die Massage vor und wirken am Ende der Massage beruhigend.

Handstreichungen

Hierbei liegt die ganze Hand entweder mit angelegtem oder abgespreiztem Daumen auf und passt sich der jeweiligen Körperpartie an. Bei gut fassbaren Muskelgruppen, wie etwa der Unterschenkel-, Oberschenkel- und Rückenmuskulatur wird vorrangig mit abgespreiztem Daumen massiert. Man kann mit beiden Händen gleichzeitig oder abwechselnd massieren.

Bei den so genannten Hand-über-Hand-Streichungen arbeiten beide Hände fließend nacheinander. Die Streichungen erfolgen flüssig, gleichmäßig stark und ohne ruckartige Bewegungen. Der Druck kann bei dieser Art der Streichungen zwischen leicht und oberflächlich bis kräftig und tief wirkend variiert werden. Stetiges Üben steigert die Sensibilität in den Händen.

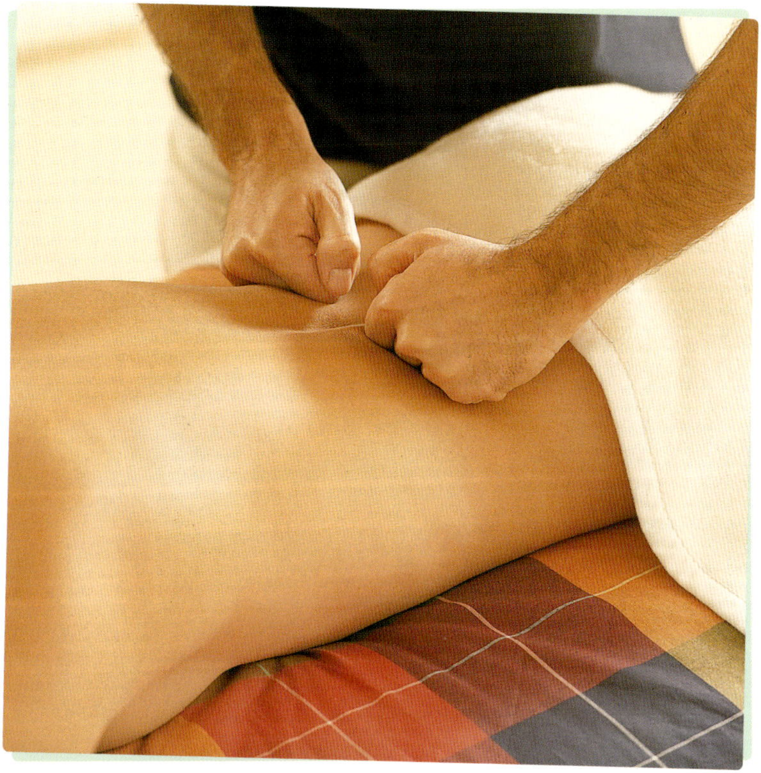

Achten Sie bei der Knöchelstreichung darauf, nicht zu großen Druck auszuüben.

Finger- und Knöchelstreichungen

Die Fingerstreichungen werden mit einem oder mit mehreren Fingern ausgeführt. Beide Hände können entweder parallel oder im Wechsel eingesetzt werden. In den Bereich der Reibung kommen Sie, wenn Sie die Hände bei der Fingerstreichung steiler stellen oder die massierenden Finger der einen Hand mit der anderen beschweren. Dadurch können Sie den Druck besser kontrollieren.

Bei der Knöchelstreichung ballen Sie Ihre Faust und bearbeiten mit den Grundgliedern der Finger einen Muskel. Diese Technik wird als Streichung mit größerem Druck eingesetzt und dort angewandt, wo die Muskulatur ziemlich verspannt ist. Das ist oft im Lendenbereich, bei der rückseitigen Oberschenkelmuskulatur, in der Wade und im Nackenbereich der Fall.

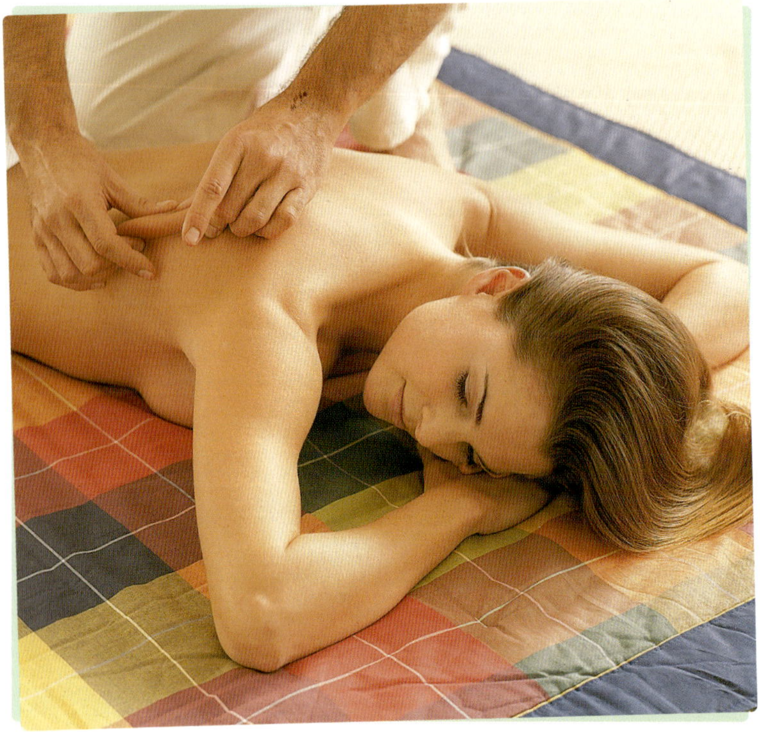

Bei Knetungen ist die Muskel entspannende Lagerung des Massagepartners sehr wichtig.

Knetungen (Petrissages)

Die Knetung kann sowohl weich als auch hart angewendet werden. Bei weicher Griffanwendung wirkt sie entspannend und bei harter Griffanwendung spannungsverstärkend. Die Knetung erfolgt in drei Schritten:

- Muskelerfassen
- Muskelan- und -abhebung (den Muskelstrang schonend etwas anheben)
- Muskelknetung zwischen den Daumen und Fingern.

Die zu knetenden Muskeln werden quer zu ihrer Faserrichtung gefasst, von ihrer Unterlage abgehoben und durchgeknetet. Die Finger der einen Hand arbeiten wechselseitig gegen den Daumen oder Daumenballen der anderen Hand. Die Knetgriffe werden an der Peripherie begonnen und schrittweise weiter herzwärts angesetzt. So wandern die Hände bei jeder Knetung an Armen, Beinen oder Rumpf langsam in Richtung zum Herzen hin.

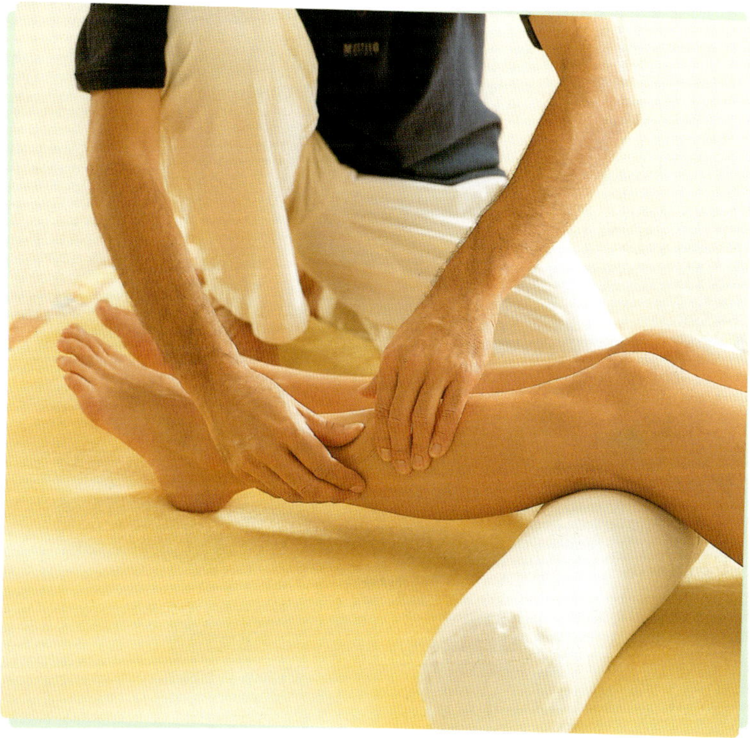

Achten Sie auf die Reaktion des Massierten. Knetgriffe dürfen nicht schmerzen.

Längsknetungen

Gut fassbare Muskelpartien, z. B. die rückseitige Oberschenkelmuskulatur oder die Wadenmuskulatur, lassen sich auch in ihrer Längsrichtung kneten. Dabei drücken entweder die Daumen den Muskel von seiner Unterlage weg, und die Finger kneten ihn mit einer leicht kreisenden Bewegung gegen den Knochen. Oder die Finger heben den Muskel ab, und die Daumen kneten ihn anschließend gegen die Finger.

Fingerknetungen

Diese Grifftechnik ist geeignet bei kleinen, schlanken und gut fassbaren Muskelpartien. Dies gilt beispielsweise für die Schienbeinmuskulatur, vor allem aber für die gesamte Muskulatur des Rückens. Daumen und Finger beider Hände arbeiten gegenläufig zueinander und kneten den gefassten Muskel zwischen dem Daumen der einen sowie Zeige- und Mittelfinger der anderen Hand gut durch. Vermeiden Sie schmerzhaften Druck.

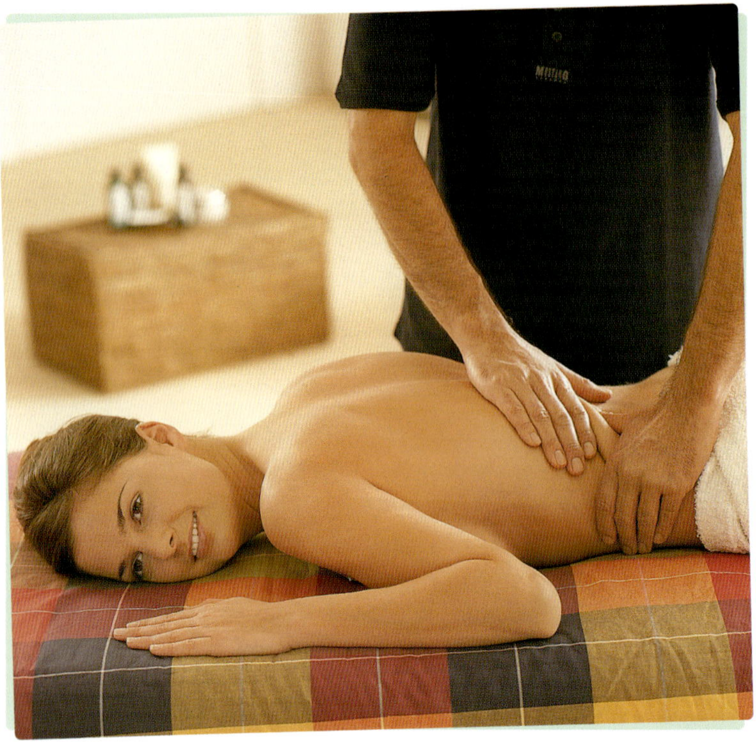

Die beidhändigen Knetungen eignen sich zur Bearbeitung größerer Muskelpartien.

Beidhändige Knetungen

Mit abgespreizten Daumen werden beide Hände auf den zu massierenden Muskel aufgelegt. Dann zieht eine Hand den Muskel mit den Fingern heran, während der Daumen oder der Daumenballen der anderen Hand dagegen schiebt. Durch die wechselseitige Knetbewegung wandern die Hände am Muskel entlang und schieben einen Muskelwulst in Schlangenlinien mit. Auch flächige Knetungen werden so ausgeführt.

Knetungen mit einer Hand

Knetungen mit einer Hand werden vor allem zur Bearbeitung kleinerer Muskelpartien eingesetzt, also dort, wo nicht mit beiden Händen geknetet werden kann. Hierbei schieben und drücken Finger und Daumen der gleichen Hand den gegriffenen Muskel hin und her. Dabei sollte der Handteller am Muskel anliegen. Wenn Sie diesen Griff länger anwenden, sollten Sie die massierenden Hände wechseln, da der Griff anfangs recht anstrengt.

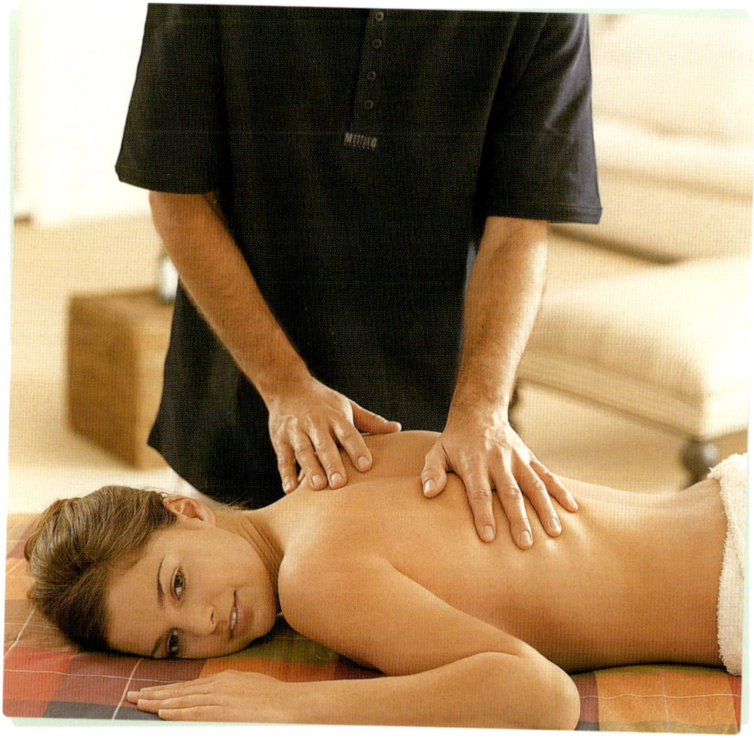

Kräftige Streichungen sorgen für eine gute Durchblutung der massierten Hautpartien.

Reibungen und Zirkelungen

Mit Reibungen und Zirkelungen werden nicht fassbare oder tiefer gelegene Muskeln bearbeitet. Auch zur »Entwässerung«, also dem Ausstreichen der Venen und Lymphgefäße, wird diese Grifftechnik eingesetzt. Beim Reiben werden die Fingerkuppen benutzt, die mit entsprechendem Druck in kreisenden, zickzackförmigen oder geraden Bewegungen auf der Haut hin- und hergeführt werden.

Streichende Reibungen

Die streichenden Reibungen werden mit verstärktem Druck ausgeführt. Deshalb ist in den Massageprogrammen auch von kräftigen Streichungen die Rede. Wird bei der Massage eine starke Hautreizung angestrebt, werden die Griffe besonders schnell und kräftig ausgeführt. Die Bewegung der Hände wird durch Massageöle erleichtert. Als Basisöle verwendet man Pflanzenöle, die durch ätherische Öle verfeinert werden können.

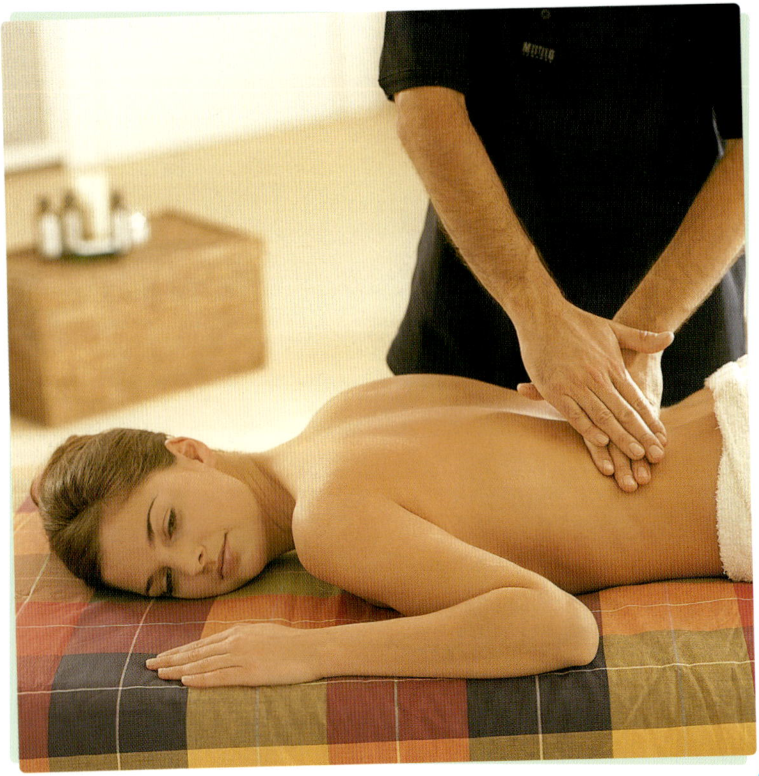

Bei der Zirkelung massieren Sie mit beiden Händen – die eine führt die Massagebewegung aus, die andere steuert den ausgeübten Druck.

Zirkelungen (Friktionen)

Als Zirkelungen (Friktionen) bezeichnet man kleine, kreisförmige, reibende Bewegungen, die mit einer oder mit mehreren Fingerkuppen, dem Daumen, dem Handballen oder den Fingerknöcheln ausgeführt werden. Die massierenden Handteile bohren sich dabei gewissermaßen geradlinig, kreis- oder spiralförmig in die Haut. Der ausgeübte Druck entspricht der gewünschten Tiefenwirkung.

Hautverschiebungen

Die Hautverschiebung ist ein Massagegriff, mit dem Verklebungen des Gewebes gelöst werden sollen. Sie werden eher langsam ausgeführt, wobei die Haut gegen die Unterhaut verschoben wird. Der Griff kann wahlweise großflächig oder auch in einem begrenzten Bereich angewendet werden. Hautverschiebungen gelingen besser, wenn Sie ein Massageöl dafür verwenden.

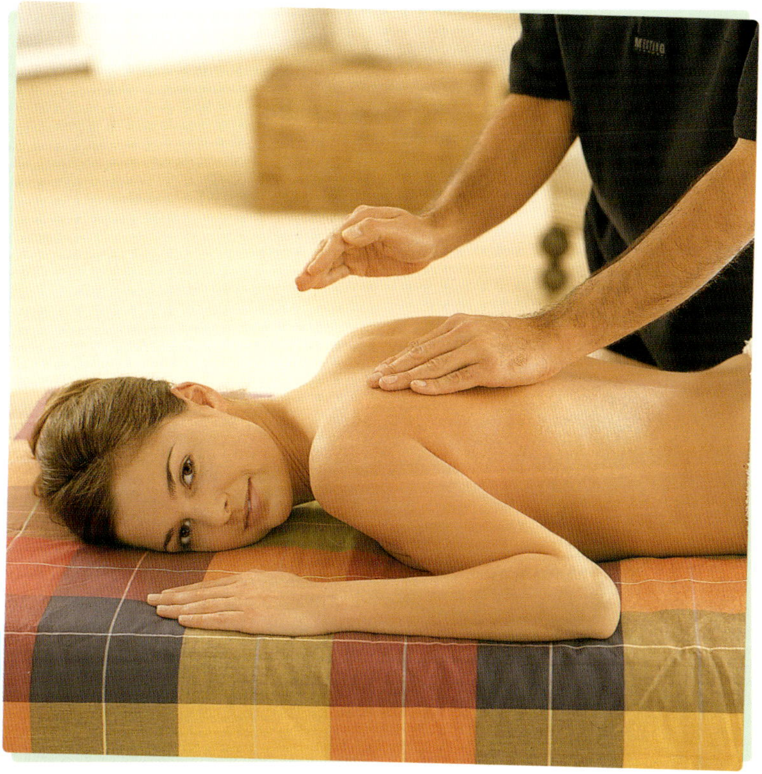

Klatschungen üben einen intensiven Reiz auf die Haut aus und regen somit die Durchblutung sehr stark an.

Klatschungen, Klopfungen, Hackungen (Tapotements)

Die Grifftechniken des Klatschens, der Klopfungen und der Hackungen sollte man auf keinen Fall an der Wirbelsäule und auf Brust, Bauch, Kopf und Nacken anwenden. Und denken Sie daran, dass immer von der Peripherie zum Herzen hin massiert wird – das gilt auch für diese Techniken.

Klatschungen

Klatschungen werden mit hohlrunden Händen verabreicht. Stellen Sie sich einen Gymnastikball vor, den Ihre Hände leicht umfassen. Dadurch entsteht beim Auftreffen des Hohlraums der Hand auf der Haut ein Luftpolster, das einen dumpfen Laut verursacht. Diese Bewegungen werden mindestens eine Minute lang durchgeführt, wobei Sie den Druck langsam erhöhen.

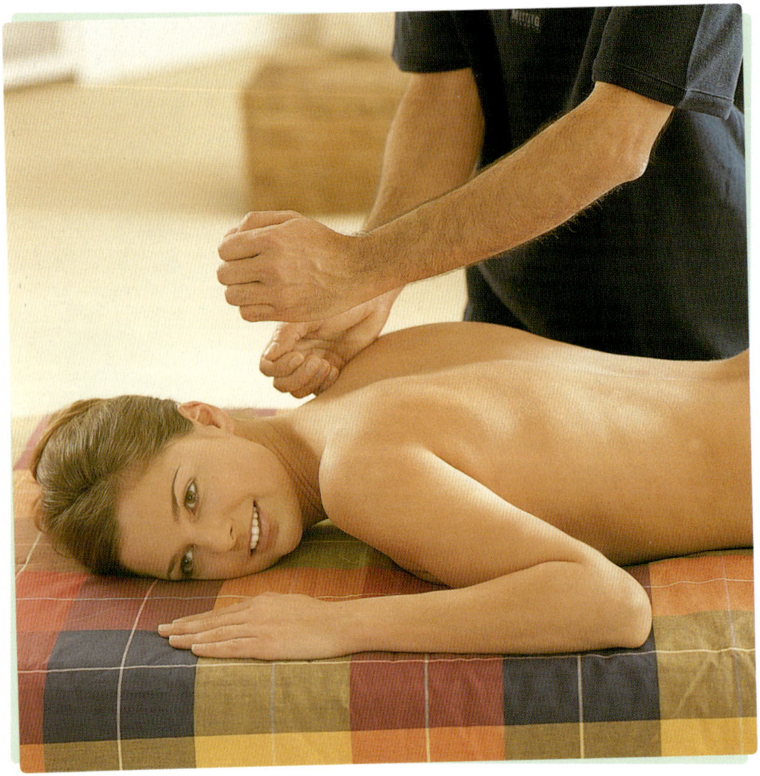

Die Intensität der Klopfungen kann je nach massierter Region wechseln; sie sollten jedoch niemals schmerzhaft sein.

Klopfungen

Bei den Klopfungen bilden die Hände leicht geschlossene Fäuste und schlagen mit lockeren Handgelenken wechselseitig mit der Kleinfingerseite auf den Körper des Partners. Klopfungen können auch als Variante der Fingerkuppen- oder Fingerknöchelklopfung angewandt werden. Dabei sollen die Hände aber nicht über die Haut rutschen oder wie beim Wringen von Wäsche verdreht werden. Die Daumen müssen möglichst immer auf einer Linie wandern.

Hackungen

Um die Hackungen vorzunehmen, formen wir eine Spreiz- oder Jazzhand. Dabei übt die Kleinfingerseite einen leichten, klopfenden Druck auf die Muskeln aus.

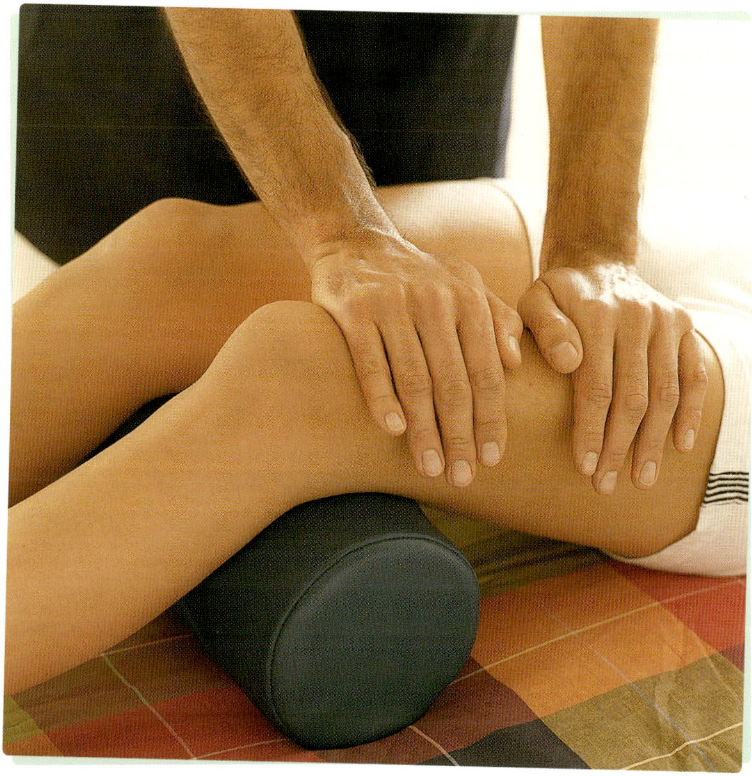

Bei der Walkung bearbeiten Sie die Muskeln tiefenwirksam. Achten Sie auf Schmerzreaktionen des Massierten.

Walkungen, Wringungen, Schüttelungen, Rollungen

Walkungen wirken bei der Bearbeitung großer Muskelgruppen vor allem in die Tiefe. Die Muskelgruppe wird mit dem Handballen gegen den harten Widerstand eines Knochens ausgedrückt. Die Bewegungen der massierenden Hand entsprechen dabei ganz denen beim Walken eines Teiges. Durch Herandrücken der Muskulatur erleichtern die Finger das Walken. Die massierende Hand sollte dabei einen kleinen Kreis beschreiben, weil dadurch die Fortbewegung am Muskel entlang erleichtert wird. Walkungen werden durch die Verwendung von Massageölen wirksam unterstützt. Die Muskeln lassen sich auf die Art leichter bewegen, schmerzhafter Druck unterbleibt.

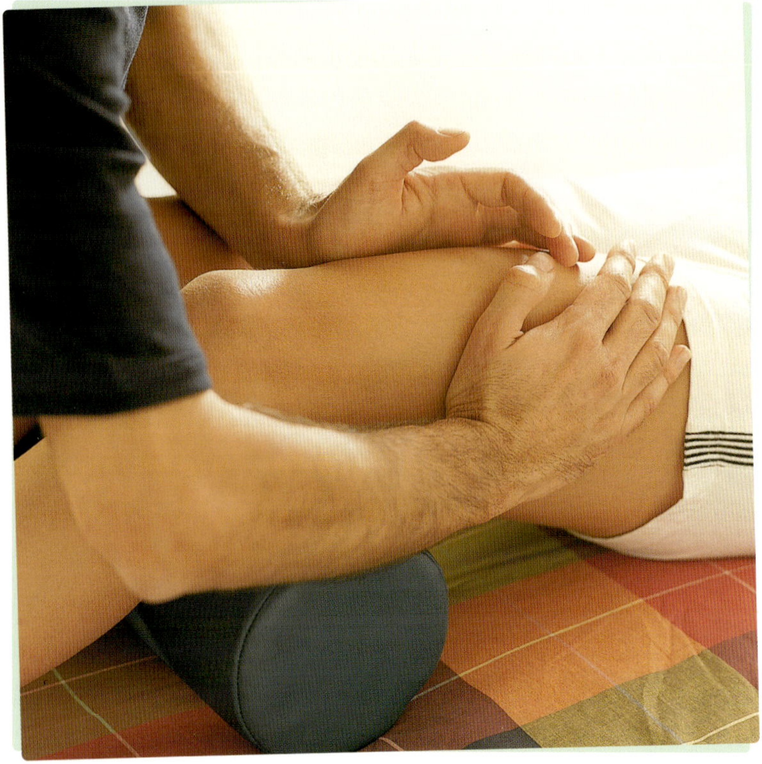

Denken Sie bei der Wringung an ein Handtuch, das Sie auswringen wollen. So ähnlich bearbeiten Sie die Beinmuskeln bei diesem Massagegriff.

Wringungen

Wringen als Massagetechnik meint eine drückende, ziehende und drehende Bewegung der Hände in entgegengesetzter Richtung, bei der die Muskeln ausgewrungen werden. Wringungen sind besonders wirksam nach dem Kneten, wenn die Muskeln gelockert sind. Die Wringung wird an Stellen mit gut fassbarer Muskulatur (z. B. Beine) angewandt.

Eine Hand wird nah, die andere entfernt zu Ihnen auf die zu massierenden Muskeln gelegt. Die nahe Hand schieben Sie drückend von sich weg und gleichzeitig die entferntere zu sich heran. Drehen Sie die Muskeln, wenn sich Ihre Hände kreuzen, und setzen Sie die Bewegung an der Muskelpartie entlang fort. Danach streichen Ihre Hände zurück in die Ausgangsposition und beginnen von vorn.

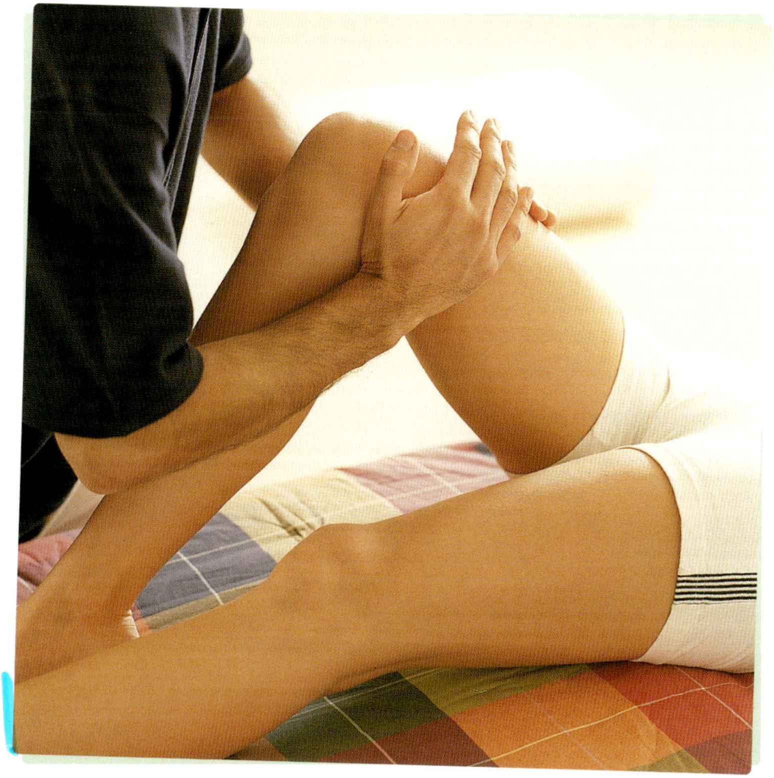

Für die Rollungen holen Sie weit aus und bewegen die Muskeln um den Knochen.

Schüttelungen

Bei den Schüttelungen werden Daumen und Finger gespreizt und an den Muskel angelegt. Mit lockeren Hin- und Herbewegungen der Hand wird der Muskel zwischen Daumen und Fingern geschüttelt. Dabei ist das Handgelenk mäßig stabilisiert und schwingt leicht im Rhythmus der Handbewegungen mit. Schüttelungen dienen der Lockerung und Entspannung der Muskulatur.

Rollungen

Bei den Rollungen umfassen die Hände eine Muskelgruppe, wobei die eine Seite mit den Fingern und die andere mit dem Handballen gefasst wird. Nun werden die Hände möglichst weit ausholend hin- und herbewegt, damit die erfasste Muskulatur locker um den Knochen rollen kann. Rollungen werden ebenso zur Lockerung verspannter Muskelpartien eingesetzt.

Massagen zur Entspannung

Nahezu alle Beschwerden des Alltags können durch eine fachgerechte Massage gelindert werden. Aber auch wenn man sich nur müde und abgespannt fühlt, der Rücken schmerzt oder die Stimmung auf dem Nullpunkt ist, hilft die heilsame Berührung.

Die Selbstmassage

Selbstmassage ist eine der besten und einfachsten Methoden, sich mit der Massage vertraut zu machen. Sie kann im Sinne der Körpererfahrung, zur Körperhygiene und manchmal auch als Entmüdungsmassage durchgeführt werden. Zu beachten ist, dass die von Ihnen massierten Muskeln locker sind und dass Sie eine bequeme Körperhaltung einnehmen.

Die Partnermassage

Haben Sie erst einmal durch Selbstmassage ein wenig praktische Erfahrung gesammelt, wird es Ihnen nicht schwer fallen, Ihren Partner, einen Familienangehörigen oder gute Freunde zu massieren. Massage hat ihren Reiz in der Berührung, die die einfachste, aber auch direkteste Art des menschlichen Kontaktes darstellt. Es ist ein schönes Erlebnis, jemandem mit einer gelungenen Massage ein Wohlgefühl zu vermitteln.

Zu viel Stress macht krank

Das Gleichgewicht zwischen An- und Entspannung, Aktivität und Ruhe, Stress und Erholung ist heutzutage leider allzu oft gestört. Dauerstress ist nicht nur Ursache zahlreicher Krankheiten, sondern verleitet auch zu gesundheitsschädigenden Verhaltensweisen. Wie man mit Stressbelastungen umgeht, kann man erlernen. Dazu sollten Sie sich zur individuellen Stressbewältigung die entsprechenden Entspannungstechniken selbst zusammenstellen, wobei eine fachliche Beratung hilfreich sein kann. Denn es ist wichtig, dass der Stress auf allen vier Ebenen der Stressreaktion abgebaut wird.

Wege zum Stressabbau

- Analysieren Sie Ihre eigene berufliche und private Situation.
- Nutzen Sie die Stressenergie positiv.
- Stellen Sie das notwendige Gleichgewicht zwischen An- und Entspannung her.
- Lernen Sie verschiedene Methoden und Ansätze zur Entspannung und Stressbewältigung kennen.
- Bauen Sie die Folgewirkungen von Stress ab und bauen Sie ihnen vor.
- Entwickeln Sie ein individuelles Stressprogramm.
- Überprüfen Sie das Programm auf seine Wirksamkeit und passen Sie es notfalls an.

Die Ebenen der Stressreaktion

Die kognitive Ebene beinhaltet die geistig-gedanklichen Vorgänge wie Wahrnehmungs- und Denkprozesse. Die Wahrnehmung ist eingeengt auf die Reize, die für die stressauslösende Situation wichtig sind. Zugleich laufen gedankliche Bewertungen ab wie: »Das schaffe ich nie!« Mögliche Reaktionen sind Leere im Kopf, der so genannte Blackout, Konzentrationsmangel und Denkblockaden.

Eine Mischung aus unterschiedlichsten Gefühlen ist die Reaktion auf Stress auf der emotionalen Ebene. Sie besteht aus den Grundmustern Angriff und Aggression, kann aber auch in Flucht, Angst oder Hilflosigkeit umschlagen. Es kommt zu innerer Unruhe, Angst, Unwohlsein und Gefühlen von Ärger, im schlimmsten Fall können Panikzustände oder Depressionen die Folge sein.

Durch vegetative und hormonelle Aktivierung des Organismus werden Stresshormone ausgeschüttet. Das Herz-Kreislauf-System wird gemeinsam mit der Atmung angekurbelt; der Blutdruck steigt durch die Verengung der Blutgefäße; die Pupillen weiten sich, Zucker und Fette werden gelöst und die Verbrennungsvorgänge intensiviert.

Die muskuläre Ebene umfasst die Reaktionen im Bereich der Skelettmuskulatur, die der willkürlichen Beeinflussung unterliegt. Da die gesamte Skelettmuskulatur vorgespannt ist, stellt sich unser Körper auf Angriff oder Flucht ein, man fühlt sich »sprungbereit«. Erkennt man die eigenen Aktivierungsreaktionen frühzeitig, können diese als Signale interpretiert werden, um dem Stress im Anfangsstadium entgegenzuwirken und individuelle Stressoren bei sich selbst und anderen festzustellen.

Stressabbau durch Massage

Ist das Stressmuster erkannt, ist ein erster Schritt in Richtung Stressbewältigung getan. Wie wir das wahrnehmen und auf welche Art und Weise wir unser Leben ändern, ist auch eine Sache des Informationsstandes. Ein Stressabbau kann nur erfolgen, wenn Stress als Ursache für Beschwerden erkannt wird. Dabei kann Massage sehr gut zur Entspannung beitragen. Sie löst Muskelverspannungen und hilft bei einer übernervösen Psyche. Regelmäßige Entspannungsmassagen lassen Sie gesünder und zufriedener leben.

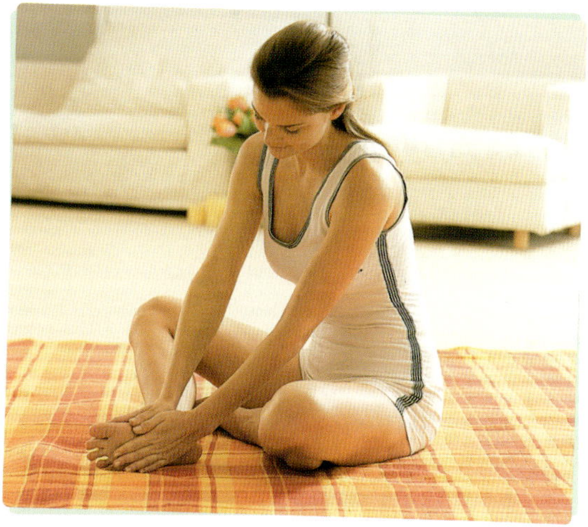

Die Selbstmassage ist ein guter Einstieg, um die Kunst der heilenden Berührung zu erlernen.

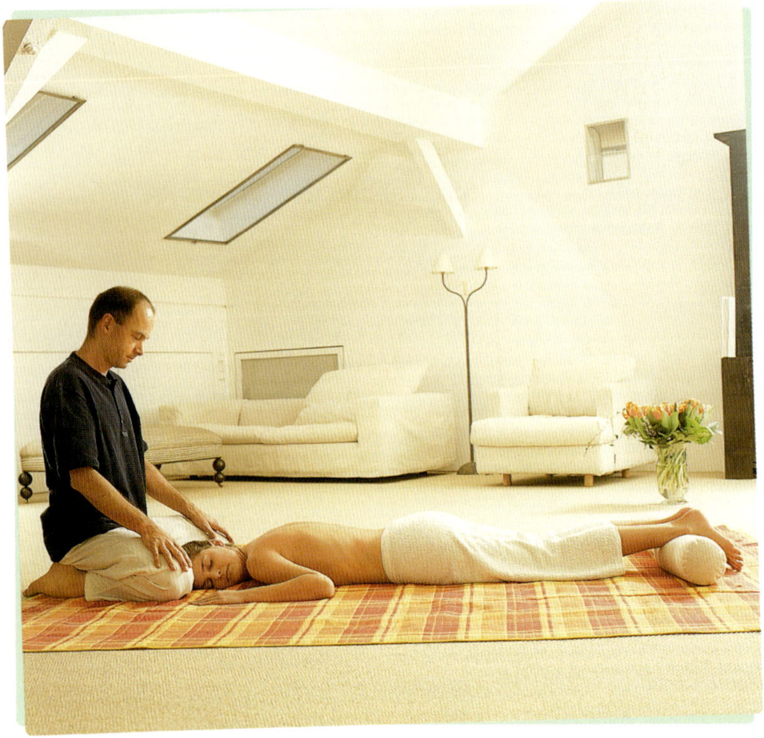

Damit die Entspannungsmassage ihre wohltuende Wirkung entfalten kann, sollten Sie sich mindestens eine Stunde Zeit dafür nehmen.

Körperrückseite

Es gibt für die Entspannungsmassage keine vorgeschriebene Reihenfolge der zu massierenden Körperpartien. Am besten fangen Sie mit dem Rücken an. Die Bewegungen sollten fließend ineinander übergehen; wenn möglich sollte auch ein nahtloser Übergang von der einen zur nächsten Körperpartie stattfinden. Nehmen Sie sich 60 bis 90 Minuten Zeit, um die gewünschte entspannende Wirkung zu erzielen.

Position

Für die Rückenmassage liegt Ihr Partner auf dem Bauch, seine beiden Arme liegen nicht weit vom Körper in bequemer Haltung, damit sie und der Rücken möglichst entspannt sind. Eine Rolle oder ein zusammengerolltes Handtuch wird unter die Fußrücken und bei einem Hohlkreuz auch unter den Bauch gelegt, damit die entsprechenden Muskelpartien locker sind. Sie selbst platzieren sich vor dem Kopf des Partners.

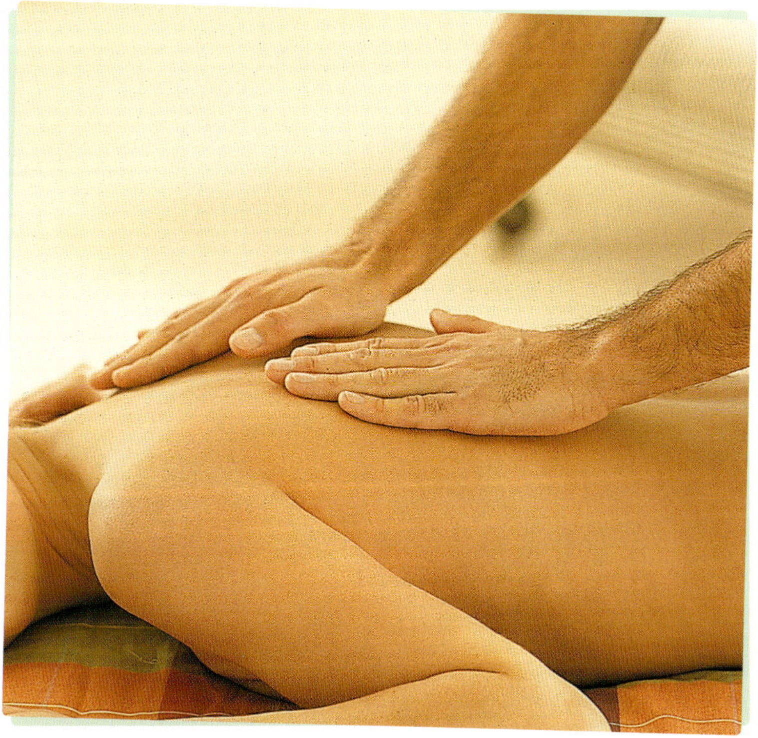

Je langsamer Sie Ihre Massagebewegungen ausführen, desto entspannender ist die Wirkung.

Oberer Rücken und Wirbelsäule

Beginnen Sie die Massage des oberen Rückens und der Wirbelsäule mit einer einleitenden Streichung in Gegenrichtung, wobei die Hände oberhalb der Schulterblätter aufliegen und die Kleinfingerseite nach außen zeigt. Für diese Technik empfiehlt sich die Verwendung eines Massageöls. Träufeln Sie das Öl jedoch nicht direkt auf den Rücken, sondern verteilen und erwärmen Sie es zuerst in Ihren Händen.

Streichen Sie nun beiderseits der Wirbelsäule entlang bis zum unteren Rücken. Dort angelangt, führen Sie beide Hände mit leicht geöffneten Daumen nach außen und ziehen mit sanftem Druck an den Flanken entlang nach oben in Richtung Schultern. Führen Sie den Griff über den Schulterrand nach innen zum Nacken-Hals-Bereich bis in die Ausgangsposition fort. Wiederholen Sie diesen Griff vier- bis sechsmal.

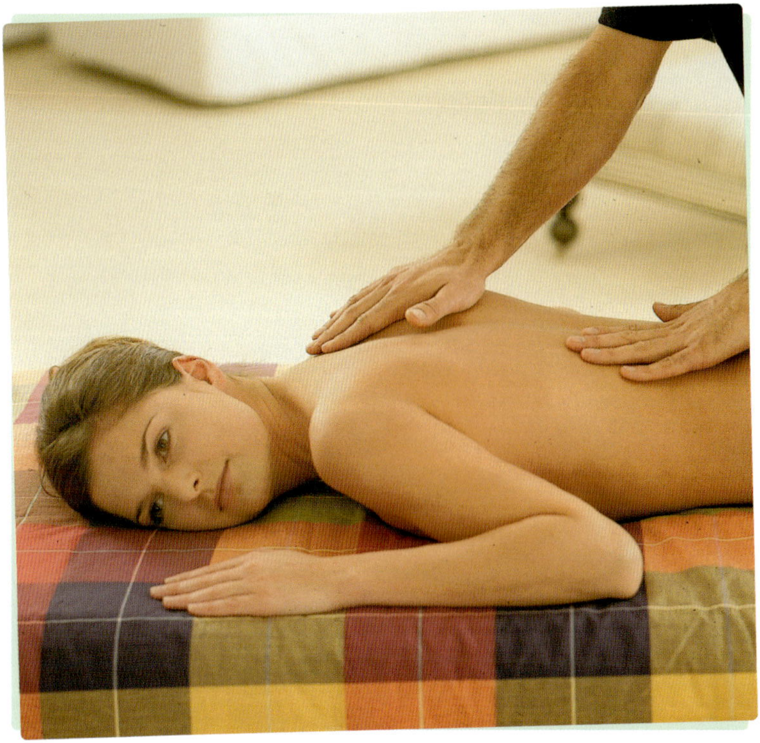

Achten Sie bei den Ausstreichungen darauf, den Massagedruck im Nierenbereich zu verringern.

Gesamter Rücken

Platzieren Sie sich für die nächsten Anwendungen seitlich neben dem Partner in Höhe des Gesäßes, sodass Sie mit den Händen den gesamten Rücken erreichen können.
Die Streichungen mit beiden Händen und abgespreizten Daumen beginnen am unteren Lendenwirbelsäulenbereich und führen bis zur Nackenmuskulatur. Die Daumen streichen neben der Wirbelsäule in Richtung Kopf und schließen am Ende der Schulterblätter zu den Händen. Beim Überstreichen der Schultern sollten Sie die Hände leicht hohl stellen, um guten Hautkontakt halten zu können.
Die Hände streichen gleitend außen ein Stück an den Oberarmen und dann an den Flanken zurück in die Ausgangsposition. Der anfänglich geringe Druck wird mit jeder Streichung leicht erhöht, was für den Partner aber immer noch angenehm sein sollte. Wiederholen Sie diesen Griff viermal.

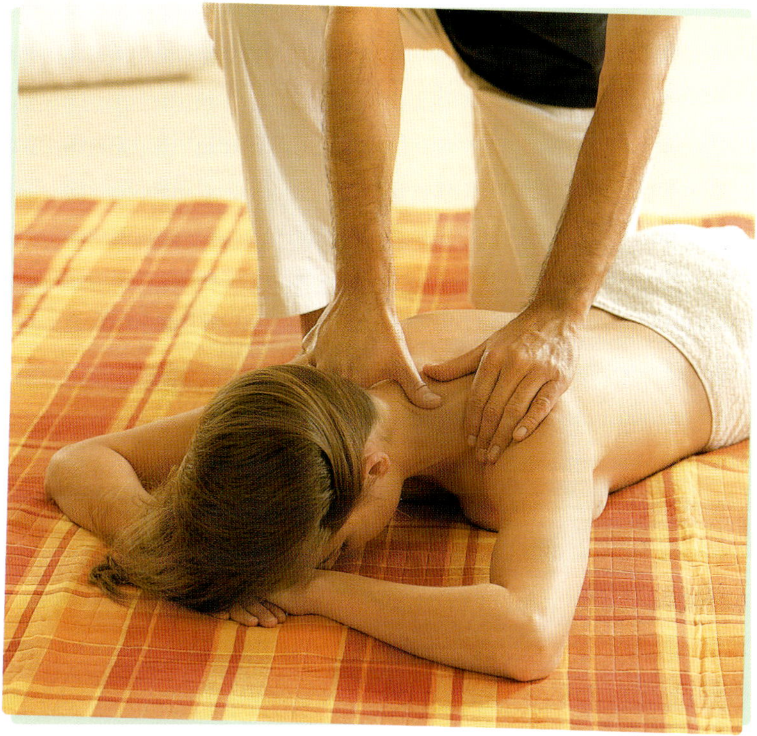

Bei der Daumenstreichung können Sie mit zunehmender Entspannung der Rückenmuskulatur den Druck erhöhen.

Daumenstreichungen

Bei dieser Anwendung obliegt die Arbeit nun fast ausschließlich den Daumen. Wir vollführen mit jeweils einem Daumen eine kurze und kräftige gerade Streichung in Nähe der Wirbelsäule.

Bei der folgenden Streichung sind die Daumen versetzt hintereinander gestellt. Es wird von jedem Daumen lediglich ein relativ kleiner Bereich der Rückenmuskulatur bearbeitet. Wiederholen Sie diese Streichung so lange, bis Sie spüren, dass der Muskel weicher wird. Gehen Sie dann mit der Hand ein Stück weiter am gleichen Muskel entlang. Diese Daumenstreichung führen Sie einmal durch und schließen eine leichte Flachhandstreichung über den gesamten Rücken an. Schon dabei wird das Gefühl einer wohltuenden Entspannung vermittelt, das mit den folgenden Streichungen und Knetungen weiter vertieft wird.

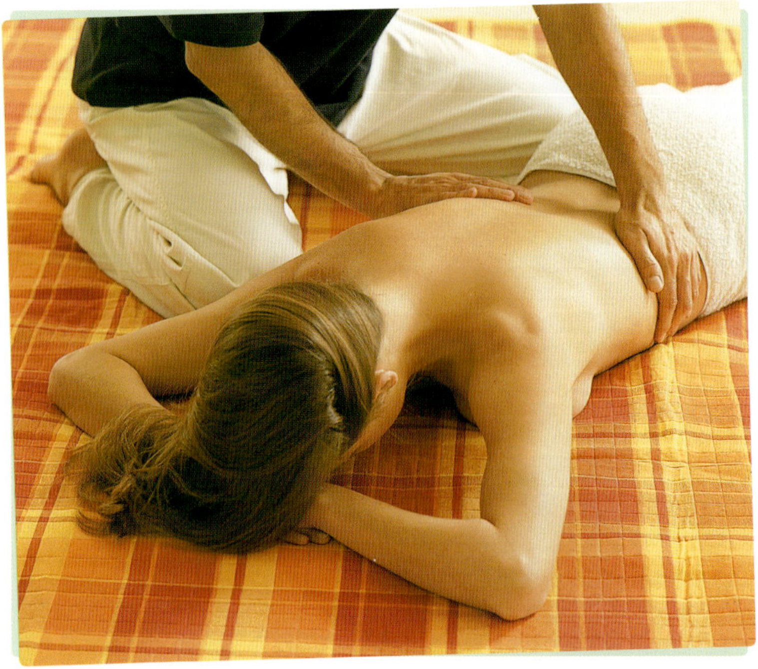

Bei der gegenläufigen Streichung üben nur die einwärts führenden Hände mäßigen Druck aus.

Gegenläufige Streichung

Legen Sie nun beide Hände in Höhe des Beckenkamms flächig und mit anliegenden Daumen auf beide Seiten des unteren Rückens, wobei die Fingerspitzen in Blickrichtung zeigen. Ihre Hände streichen nun in entgegengesetzter Richtung: Die nahe Hand wird weg-, die entferntere herangezogen, quer über den unteren Rücken.
Wandern Sie allmählich vom unteren Rücken bis zu den Schultern und wieder zurück. Dieser Griff dient der allgemeinen Entspannung und wird mindestens zweimal wiederholt.

Flachhandstreichung

Legen Sie beide Hände flach unterhalb der Schulterblätter rechts und links neben die Wirbelsäule, die Finger zeigen in Richtung Kopf. Nun beginnen Sie, kopfwärts zu streichen. Am Ende der Schulterblätter gleiten beide Hände auswärts über die Schultern. Dann streichen Sie mit verringertem Druck an den Oberarmen und den Flanken seitlich außen nach unten. Die Handballen werden zur Wirbelsäule gedreht und die Hände wieder in der Rückenmitte zusammengeführt. Wiederholen Sie den Griff zwei- bis viermal.

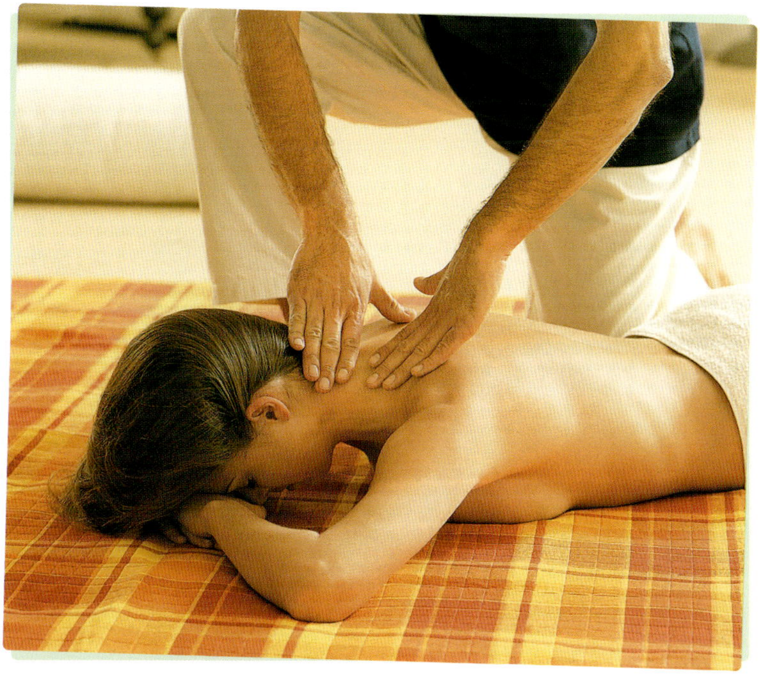

Mit Knetungen fördern Sie die Entwässerung des Gewebes und die Straffung der Muskulatur.

Nacken und Schultern

Der Massierte legt seine Hände übereinander unter die Stirn. Sie beginnen mit Fingerstreichungen vom Hinterkopf in einem Halbkreis über die Nackenmuskeln, den Rand des Trapezius, den Deltamuskel und wieder zurück in einem Halbkreis nach innen über das Schulterblatt. Sie können beidhändig und gleichzeitig oder im Wechsel rechts-links streichen. Diesen Griff wiederholen Sie viermal.

Jetzt streichen Sie mit beiden Händen die Ränder des Trapezius, wobei Sie am Hinterkopf hinter den Ohren beginnen (viermal).

Es folgen leichte beidhändige Knetungen der Nackenmuskeln und des Deltamuskels. Greifen Sie beidhändig eine Seite der Nackenmuskeln, heben Sie sie leicht an und arbeiten dann im Wechsel rhythmisch gegeneinander am Muskel entlang und wieder zurück. Wenden Sie diesen Griff zweimal an.

Jetzt greifen Sie sich einen Muskel, heben Sie ihn an, und pressen Sie ihn mit leichtem Druck aus (Karnickelgriff). Hier reicht eine einmalige Wiederholung. Wiederholen Sie nach diesen Griffen die Flachhandstreichung viermal.

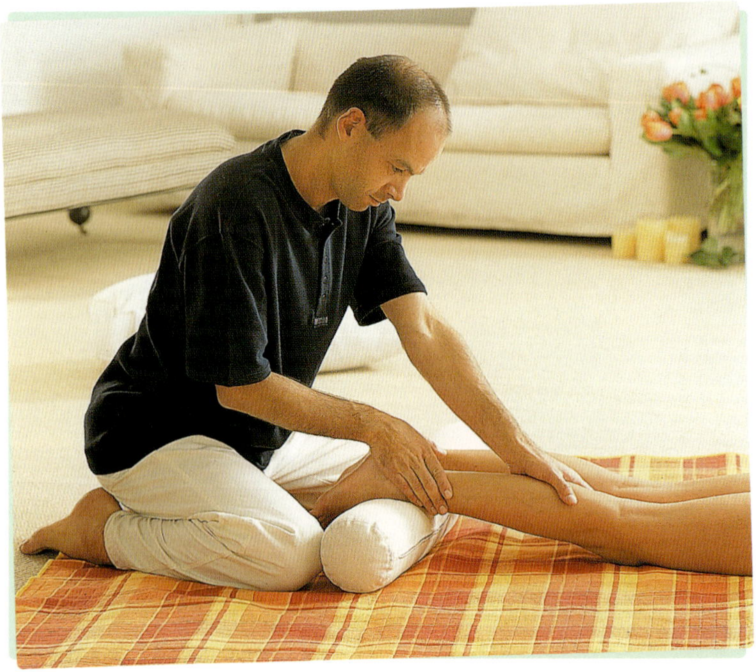

Bei Krampfadern sollten Sie auf eine Massage der Beine verzichten.

Beinrückseite und Fuß

Um die Rückseite der Beine massieren zu können, knien Sie sich vor die Füße Ihres Partners, der die Bauchlage beibehält. Legen Sie eine Rolle unter den Fußrist, damit sich die Muskeln entspannen können.

Zuerst wenden Sie die beidhändige Streichung an, da der Schwerpunkt auf einer Entwässerung der Beine und allgemeiner Entspannung liegt. Setzen Sie den Griff rechts und links neben der Achillessehne an.

Legen Sie die leicht eingeölten Hände flächig auf, und streichen Sie ohne Unterbrechung von den Knöcheln über die Waden und die Oberschenkel bis zur Gesäßfalte. An der Kniekehle sollten Sie den Druck ein wenig mindern.

Am Gesäß angelangt, führen Sie eine Hand zur Innenseite und die andere zur Außenseite des Oberschenkels und streichen mit beiden Händen ohne Druckausübung zurück in die Ausgangsposition. Etwa vier- bis sechsmal hochstreichen und den Druck vermehrt an der Innenseite des Oberschenkels ausüben, da dort Hauptvenen und Lymphgefäße verlaufen.

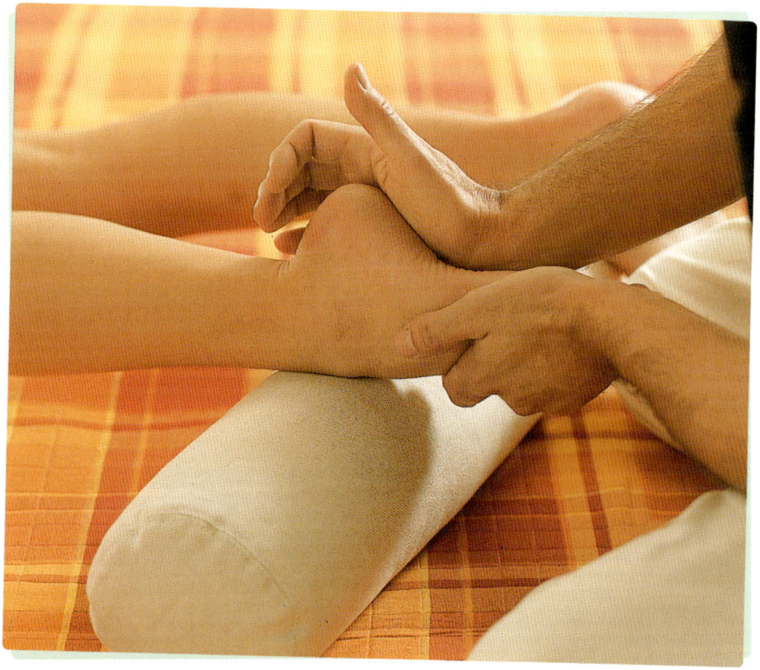

Über die Fußreflexzonen wirkt die Fußmassage auf zahlreiche Organe des Körpers.

Handballenstreichung und Zirkelung

Legen Sie die Füße des Partners abwechselnd in Ihre Hände – den rechten Fuß in die Rechte und umgekehrt. Mit der anderen Hand führen Sie eine Handballenstreichung von den Zehen in Richtung Ferse über das Längsgewölbe des Fußes durch. Diese Streichung wiederholen Sie sechs- bis achtmal, erst mit leichtem, dann mit etwas kräftigerem Druck.

Jetzt nehmen beide Hände den Fuß so in die Hand, dass die Daumen eine Zirkelung bzw. Friktion an den Muskeln der Fußsohle durchführen können. Die Finger befinden sich am Fußrist, die Daumen beginnen nebeneinander am Fußballen direkt hinter den Zehen mit kleinen rotierenden Bewegungen. Nach jeder Kreisbewegung des Daumens möglichst den Druck leicht lösen und ein Stück weiter Richtung Ferse neu ansetzen. Führen Sie die beschriebene Zirkelung ein- bis zweimal durch.

Im Anschluss wird die Fußsohle mittels einer Hand- oder Handballenstreichung noch einmal gut ausgestrichen. Es folgt abschließend eine einmalige beidhändige Ausstreichung der gesamten Beinrückseite.

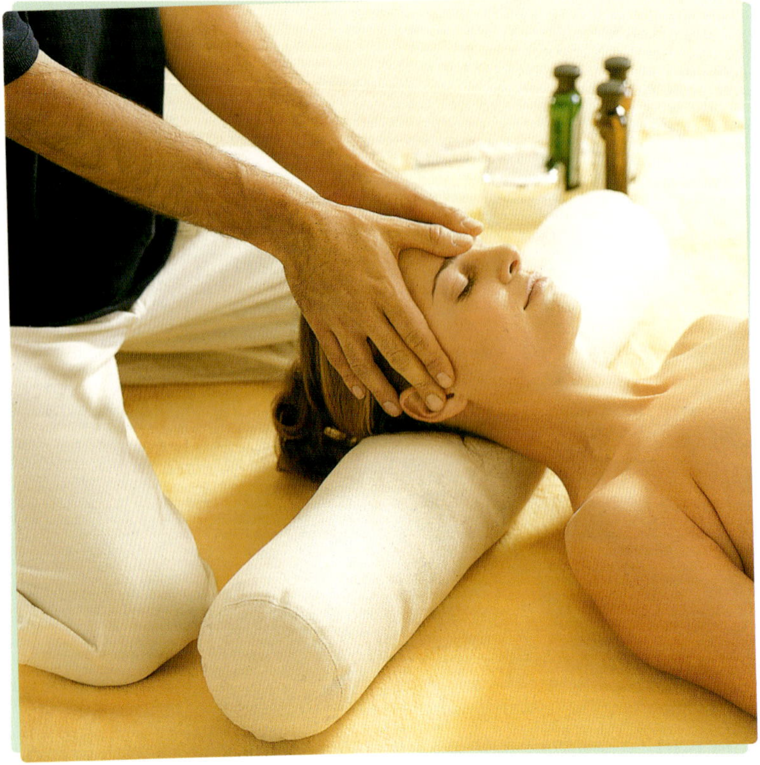

Die Gesichtsmassage erfolgt nur mit sanftem Druck.

Gesichtsmassage

Setzen Sie sich im Fersensitz hinter den Kopf des Partners und legen ihm ein Kissen unter den Kopf, wodurch sich die vordere Halsmuskulatur entspannen kann. Sie sollten den Nacken vorher bereits massiert haben.
Legen Sie beide Hände seitlich neben den Kopf, die Fingerspitzen zeigen zu den Ohren. Die Daumen streichen ganz aufliegend von der Stirnmitte nach außen. Sie schließen in Schläfenhöhe zu den Händen, die dann weiterstreichen über die Schläfen hinaus zu den Ohren. Den Griff neu ansetzen. Diese Streichung viermal durchführen. Die Wangenstreichung beginnen Sie direkt unter den inneren Augenwinkeln, und ziehen Sie mit beiden Daumenbeeren nach außen über die Wangenknochen bis zum Unterkieferrand. Arbeiten Sie sich langsam bis zum Kinn hinunter.

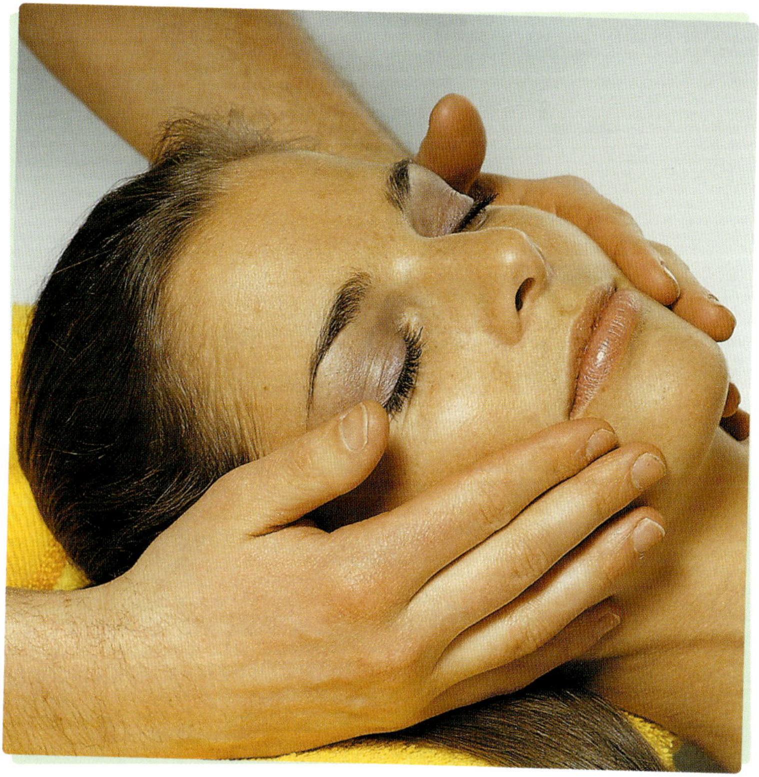

Auch die Streichungen der unteren Gesichtshälfte werden nur mit sanftem Druck ausgeführt.

Fingerstreichung

Für die folgende Fingerstreichung der unteren Gesichtshälfte liegen Zeige- und Mittelfinger oberhalb der Kinnspitze, Ring- und Kleinfinger darunter, die Daumen sind leicht abgespreizt. Nun werden die auf der Haut aufliegenden Finger mit sanftem Druck in Richtung Ohr geführt.

Sie können diesen Griff als so genannte ableitende Ausstreichungen der großen Halsvenen fortführen. Lassen Sie die Hände über die vorderen Halsmuskeln beidseitig des Kehlkopfes und die seitlichen Halsmuskeln weiterlaufen und beenden ihn im Dekolleteebereich oberhalb der Brust.

Wiederholen Sie die so ausgeführte Fingerstreichung zweimal. Damit ist die sanfte Massage zur Entspannung des Gesichts abgeschlossen.

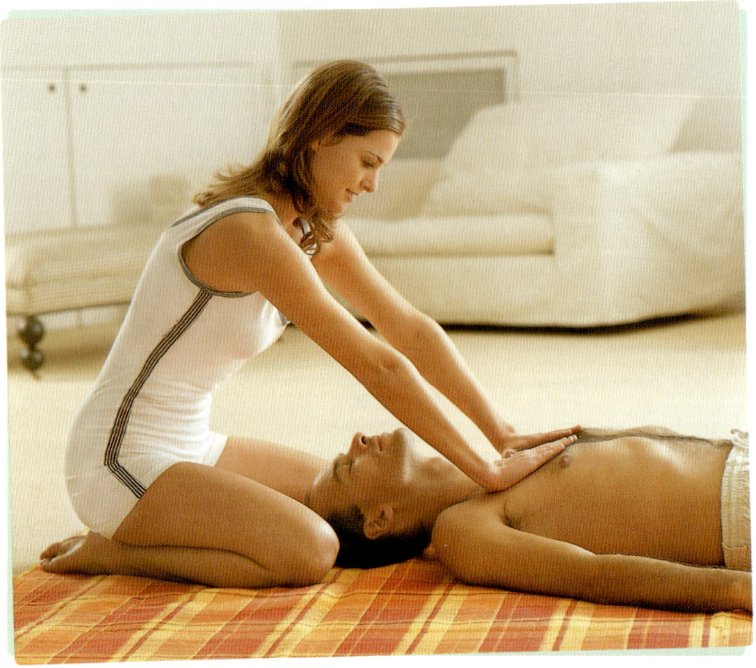

Die Brustmassage wird nur bei Männern durchgeführt, die weibliche Brust ist für die Massage tabu!

Brust- und Bauchmassage

Behalten Sie die Position der Gesichtsmassage bei. Ihr Partner befindet sich weiter in der Rückenlage, möglichst mit etwas erhöhtem Oberkörper. Dadurch kann sich die Brustmuskulatur besser entspannen. Günstig ist auch eine Rolle unter den Kniekehlen. Die Arme befinden sich parallel neben dem Körper.

Beide Hände liegen in Brustkorbmitte und streichen gleichzeitig in Richtung Bauch. Wird eine Frau massiert, werden die Hände dicht nebeneinander gestellt und zwischen den Brüsten geführt. Dort spreizen Sie die Finger nach außen, führen sie wieder zusammen und gleiten über die Brustmitte zurück zum Ausgangspunkt. Wiederholen Sie die Anwendung viermal.

Sie können den Rückweg auch vom unteren Rippenbogen an den Körperflanken mit gleich starkem Druck in Richtung Schultern nehmen. Die Hände werden über die Schultern und den Nacken entlang bis zum Knochen der Schädelbasis gezogen und dann in die Ausgangsstellung geführt.

Wiederholen Sie diesen Griff zwei- bis viermal.

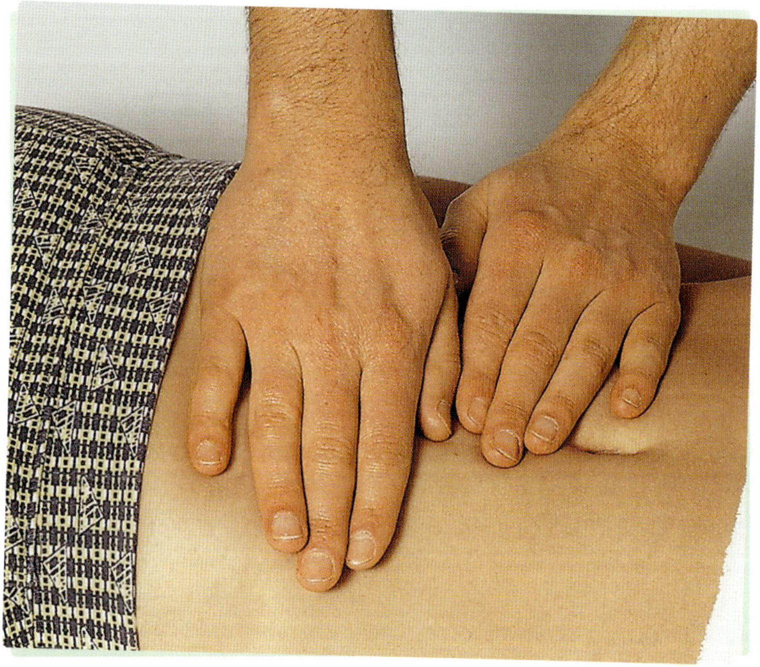

Bei der Handstreichung liegen die Hände flach auf dem Bauch.

Handstreichung

Setzen Sie sich neben den Partner in Bauch- bzw. Hüfthöhe, und drehen Sie ihm die Front Ihres Oberkörpers zu. Verreiben Sie ein wenig Öl zwischen Ihren Händen, und verteilen Sie es mit langsamen Handstreichungen auf dem Bauch des Partners. Dabei liegen die Hände flächig auf und beschreiben Kreise im Uhrzeigersinn. Streichen Sie die gesamte Fläche zwischen Hüfte und Brustkorb mit leichtem Druck, wobei die Größe der Kreise variieren kann. Wiederholen Sie diese Handstreichungen sechs- bis achtmal.

Gegenläufige Streichung

Schließen Sie am besten die gegenläufige Streichung an, die aus der gleichen Ausgangsposition verabreicht wird. Beide Hände liegen in Höhe der Hüftknochen mitten auf dem Bauch des Partners. Eine Hand schiebt zur Gegenseite, die andere zieht zu Ihnen, wobei die Hände eng aneinander vorbeistreichen und Stück für Stück in Richtung Brust versetzt werden. Knien Sie sich jetzt seitlich neben die Oberschenkel des Partners mit Blick zum Gesicht. Es folgen Handstreichungen über den gesamten vorderen Rumpf.

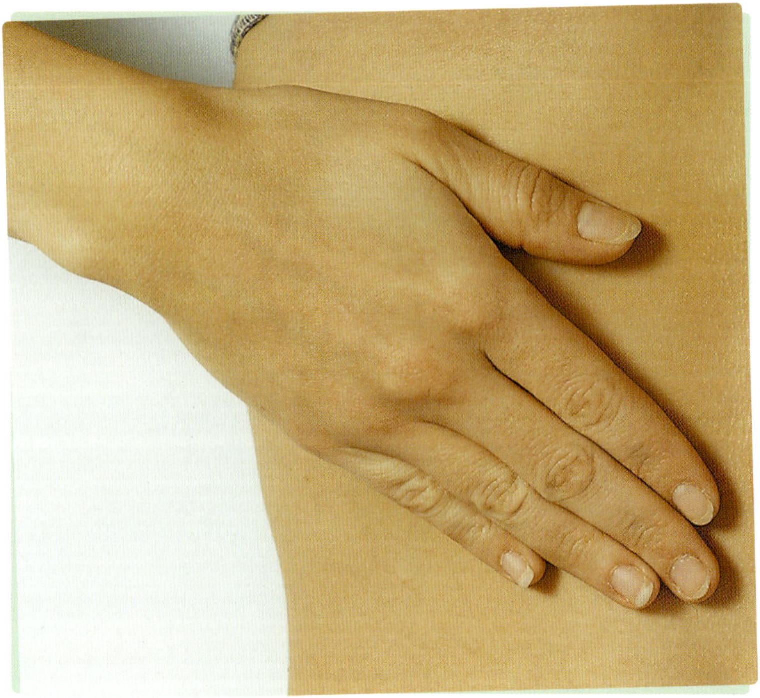

Die gleichlaufende Streichung findet auch bei der Bauchmassage Anwendung.

Gleichlaufende Streichung

Beugen Sie sich ein Stück vor, und schieben Sie eine Hand unter die Ihnen gegenüberliegende Seite der Taille des Partners. Ziehen Sie mit kräftigem Hautkontakt die Hand zu sich, und setzen Sie dann die andere Hand an. Ziehen Sie mit jeder Hand mindestens dreimal und denken Sie an den Seitenwechsel zwischen den Griffen.

Am unteren Ende des Brustkorbes angelangt, arbeiten Sie sich nach der gleichen Methode wieder zurück in Richtung Becken. Streichen Sie mit flachen Händen, beginnend zwischen den Beckenknochen, über Bauch und Brust in Richtung Kopf. Wenn Sie mit den Fingern die Schlüsselbeine erreicht haben, gleiten die Hände zu den Schultern, umfassen diese und laufen mit nur geringem Druck an den Körperaußenseiten bis zur Taille zurück. Dort drehen Sie dann die Hände mit den Fingern nach außen. Danach bringen Sie die Hände wieder in die Ausgangslage. Diese Streichung vier- bis sechsmal durchführen.

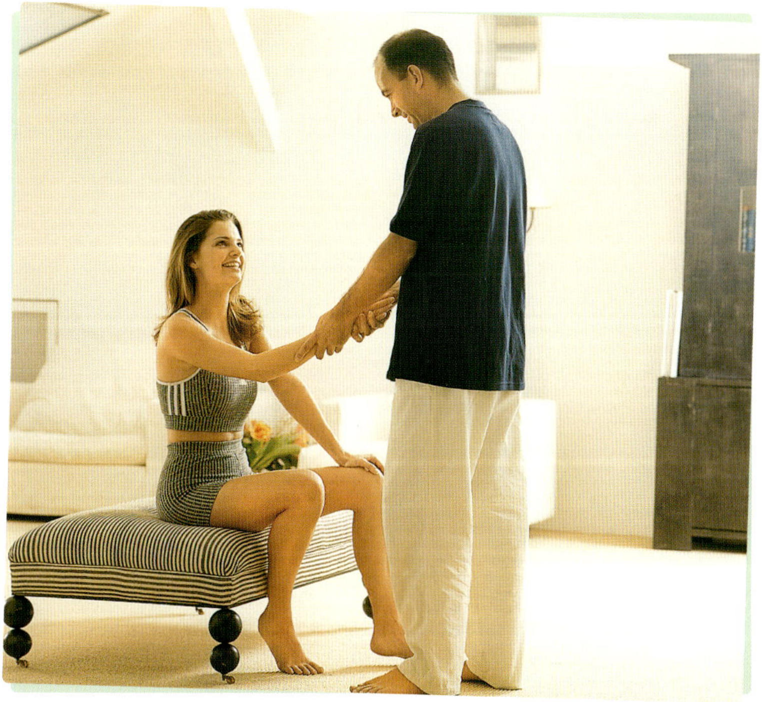

Für die Armmassage ist es wichtig, dass der zu massierende Arm locker und entspannt ist.

Arm- und Handmassage

Sie beginnen die Massage von Armen und Händen am besten mit einer Flachhandstreichung des Armes, wobei die dem Partner zugewandte Hand den zu massierenden Arm am Handgelenk festhält.

Das fördert die Durchblutung und bereitet diese Körperpartien auf die nun folgenden Anwendungen vor. Die Hand liegt flach auf und streicht an der Armvorderseite vom Handgelenk bis über die Schulter und mit leichtem Druck zurück zum Handgelenk.

Heben Sie nun den Arm Ihres Partners so weit an, dass er keinen Kontakt mehr zur Unterlage hat. Umfassen Sie den Unterarm am Handgelenk wie einen Stab, wobei der Daumen oben aufliegen muss. Schieben Sie mit diesem Griff Ihre Hand bis zum Ende des Oberarmes, und halten Sie mit mäßigem Druck Hautkontakt. Lösen Sie den Druck auf dem Rückweg in die Ausgangsposition.

Wiederholen Sie diesen Schiebegriff zwei- bis viermal.

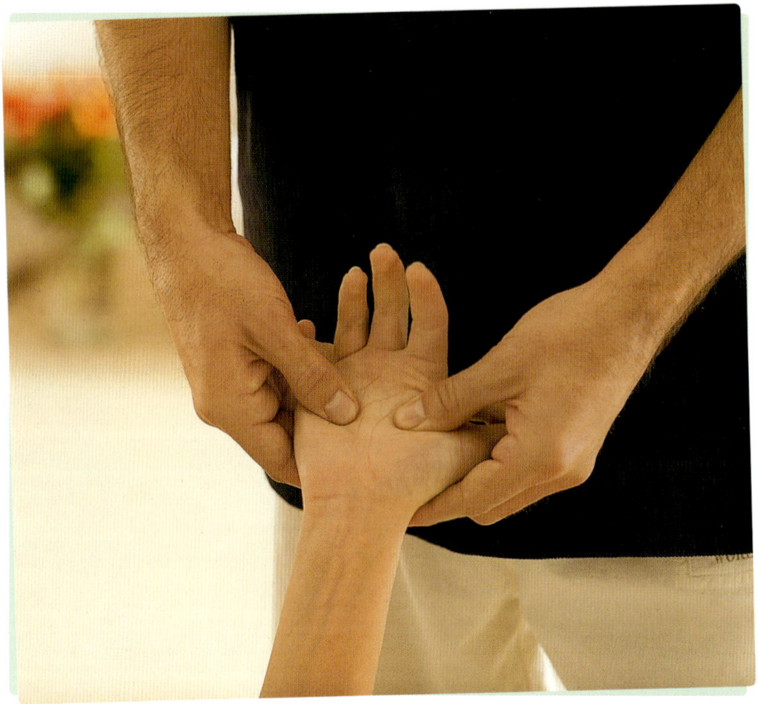

Die Hände sind über Reflexzonen mit zahlreichen Organen des Körpers verbunden, die von der Wirkung einer Handmassage profitieren.

Handstreichungen

Für die Handstreichungen des Handrückens halten Sie mit einer Hand die zu massierende Hand, und streichen Sie flächig vier- bis sechsmal von den Fingern über den Handrücken zum Handgelenk.
Bei der folgenden Daumenstreichung massieren Sie mit beiden Daumen die Fingerstrahlen des Handrückens. Dazu umfassen Sie mit beiden Händen eine Hand des Partners, wobei die Daumen auf dem Handrücken aufliegen und die Finger im Handteller stützen.

Wiederholen Sie diese Streichung pro Hand zwei- bis viermal.
Drehen Sie die Hand des Partners, so dass die Handinnenseite nach oben zeigt. Streichen Sie dann mit beiden Daumen zugleich bzw. im Wechsel den gesamten Handteller von den Fingern zum Handgelenk aus.
Auch hier reichen zwei bis vier Wiederholungen. Zum Abschluss der Arm- und Handmassage streichen Sie noch einmal den Unterarm bis in die Ellbogenbeuge aus.

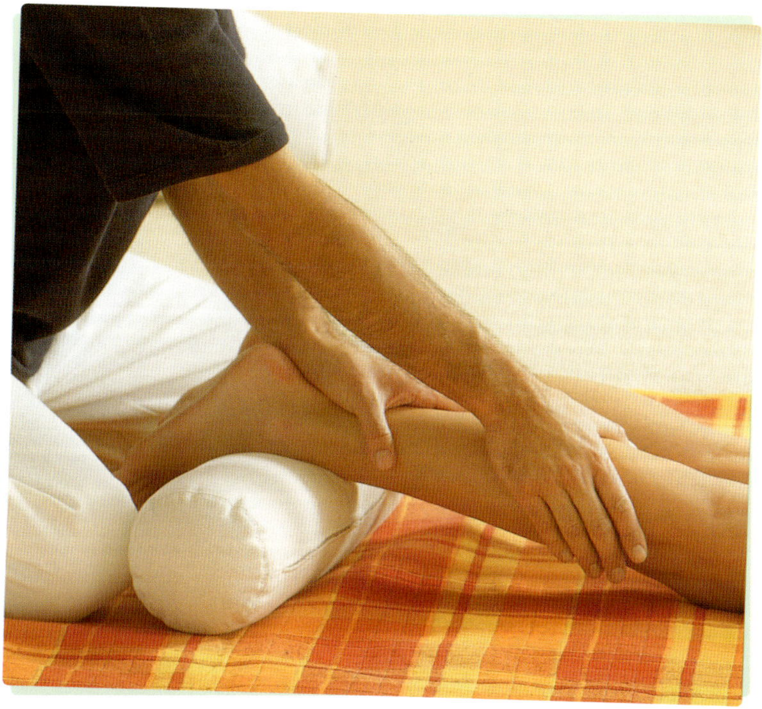

Beginnen Sie die Bein- und Fußmassage mit Streichungen der Wadenmuskulatur.

Bein- und Fußmassage

Für diese Massage werden die Hände innen und außen am Unterschenkel angelegt, die Fingerspitzen zeigen nach oben in Streichrichtung. Gleiten Sie langsam und mit mittelstarkem Druck über die gesamte Beinlänge. Oben angelangt, lassen Sie eine Hand an der Innen-, die andere an der Außenseite des Beines mit sehr leichtem Druck wieder zum Fuß hinuntergleiten. Viermal wiederholen.

Bei den Füßen drücken Sie die eine Hand gegen die Fußsohle, um Gegendruck zu erzeugen. Die andere Hand streicht über den Fußrücken, wobei der Daumen zur Fußinnenseite zeigt. Die Streichung beginnt bei den Zehen und verläuft bis zu den Knöcheln.

Mit der Fingerstreichung ziehen und schieben Sie mit den Innenseiten der vordersten Fingerglieder zwischen den Zehenstrahlen des Fußrückens mit kräftigem Druck von den Zehen in Richtung zum Sprunggelenk und dann wieder zurück. Beide Streichungen wenden Sie beidseitig vier- bis sechsmal an.

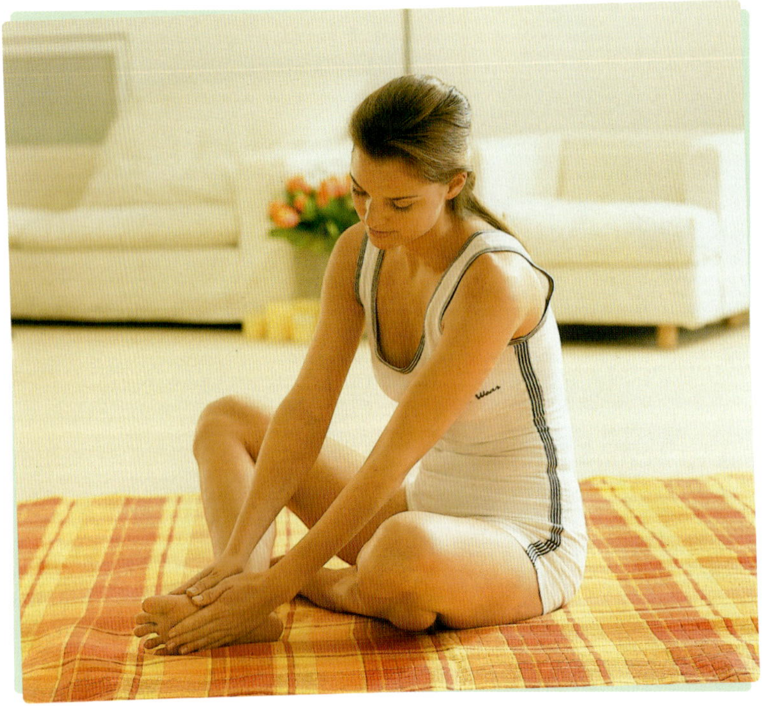

Nehmen Sie eine Sitzposition ein, in der Sie auch die Füße mit den Händen erreichen können.

Selbstmassage zur Entspannung

Die Selbstmassage ist natürlich nicht ganz so entspannend wie die Partnermassage, bei der sich der Massierte voll und ganz den Griffen des Masseurs hingeben kann. Dennoch sollen auch die wichtigsten Griffe zur Selbstmassage beschrieben werden, damit Sie sich in einer stillen Stunde oder während einer Arbeitspause selbst etwas Gutes tun können. Im Idealfall steht Ihnen auch für die Selbstmassage ausreichend Zeit zur Verfügung. Die hier vorgeschlagene Reihenfolge ist nicht verbindlich und kann ganz Ihren individuellen Bedürfnissen oder zeitlichen Möglichkeiten angepasst werden. Wichtig ist nur, dass Sie eine Position für sich wählen, in der Sie die zu massierenden Körperregionen gut erreichen können. Diese müssen während der Massage locker und entspannt bleiben. Alle Griffe, die unangenehm sind oder Schmerzen bereiten, lassen Sie einfach weg.

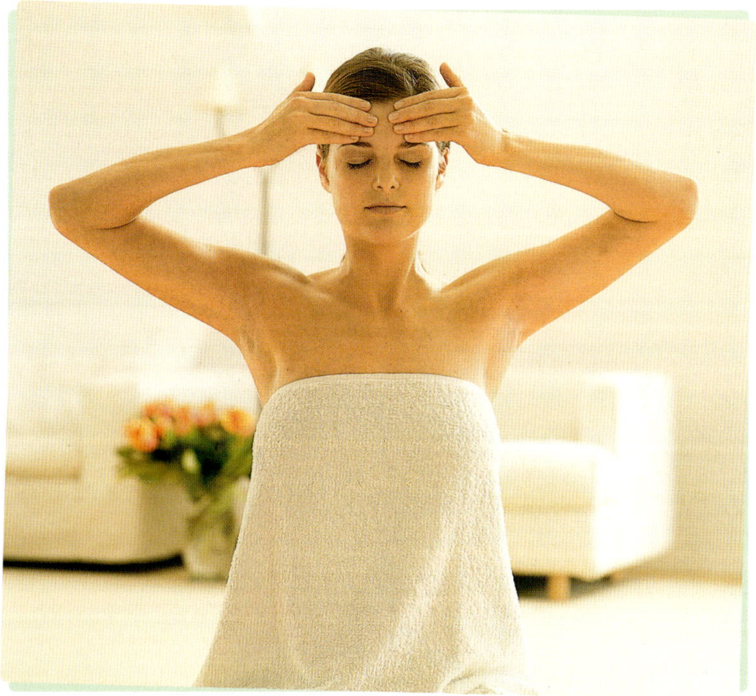

Die Gesichtsmassage fördert die Durchblutung der Haut und wirkt der Faltenbildung entgegen.

Gesichtsmassage

Setzen Sie sich vor einen Spiegel. Benutzen Sie ein gutes Gesichtsöl oder eine Feuchtigkeitscreme, und verteilen Sie diese gleichmäßig über Ihr Gesicht, wobei Sie mit langsamen Strichen Ihre Gesichtskonturen nachzeichnen. Streichen Sie nun mit den Fingern die Stirn von der Mitte zu den Schläfen. Die Finger zeigen entweder nach oben oder zueinander, wobei die kleinen Finger auf den Augenbrauen aufliegen. Diese Streichung wiederholen Sie sechsmal.

Mit den Mittelfingern streichen Sie nun mit leichtem Druck die Augenhöhle von der Nasenwurzel zu den Schläfen hin aus. Der erste Strich verläuft unterhalb der Augenbrauen mit mittlerem Druck gegen den knöchernen Widerstand der Augenhöhle. Der zweite mit sanftem Druck über die geschlossenen Augenlider und der dritte mit mittlerem Druck gegen den unteren Knochen der Augenhöhle über die Tränensäcke. Wiederholen Sie jeden Strich drei- bis viermal.

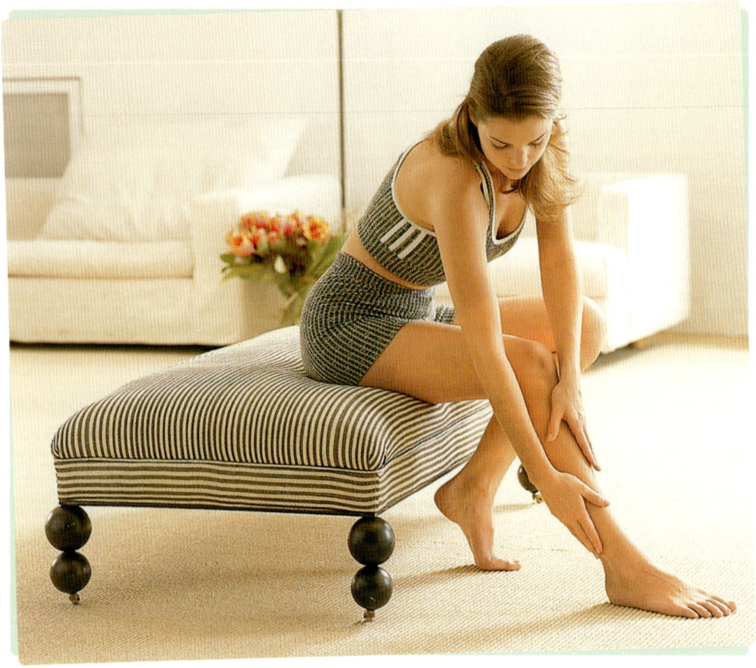

Massieren Sie auch bei der Selbstmassage immer in Richtung Herz.

Bein- und Fußmassage

Beginnen Sie mit Streichungen der Beinrückseite. Legen Sie die Fingerkuppen beider Hände links und rechts an die Achillessehne, und streichen Sie daran hoch bis zum Beginn der Wadenmuskulatur, wo sich die Hände treffen. Nach diesem Fingerschluss liegt der Wadenmuskel in den Händen, die von da bis zur Kniekehle gleiten. An der Wade dürfen Sie den Druck verstärken, weil in der gut fühlbaren Spaltlinie des zweiköpfigen Wadenmuskels die Beinvenen und Lymphgefäße verlaufen. Vier- bis sechsmal wiederholen.

Mit einer Beidhandstreichung, bei der eine Hand nach der anderen eine Streichbewegung durchführt, wird die Vorderseite des Unterschenkels ausgestrichen. Die Fingerspitzen der äußeren Hand zeigen nach innen, die der anderen Hand nach außen. Bei der Streichung werden die Muskeln gegen das Schienbein ausgedrückt und in Richtung Knie ausgestrichen. Legen Sie die innere Hand an das untere Schienbeinende, der Handballen liegt dem Schienbein auf, die Finger fassen die Muskeln. Wiederholen Sie den Griff viermal.

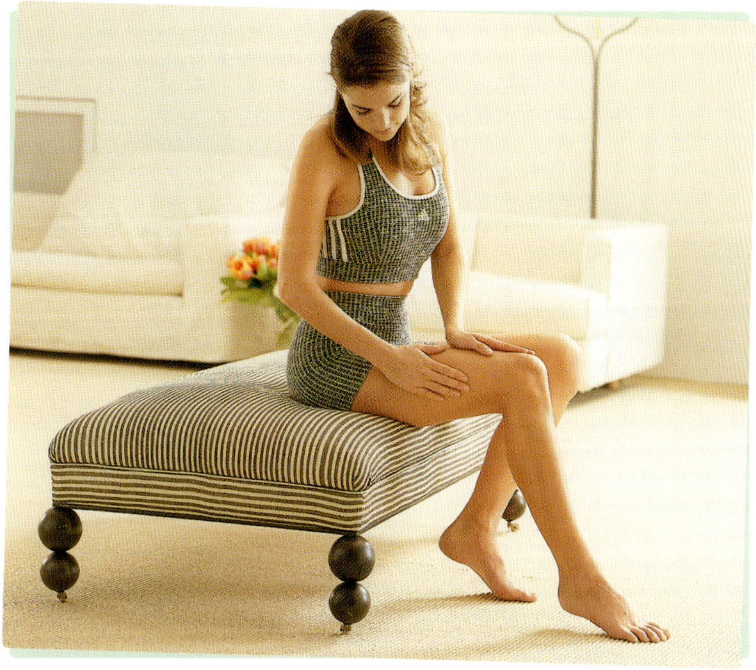

Damit Sie den gesamten Oberschenkel erfassen können, wird jeweils eine Streichung auf der Vorderseite und die nächste auf der Rückseite durchgeführt.

Beidhandstreichungen

Es folgen Streichungen der Oberschenkel von der Kniescheibe hin zur Leiste und von der Kniekehle bis zur Gesäßfalte. Diese Massage wird als Beidhandstreichung ausgeführt, wobei der Daumen abgespreizt bleibt. Um den gesamten Oberschenkel erfassen zu können, wird eine Streichung mit geschlossenen Daumen auf der Vorderseite und die nächste mit geschlossenen Fingern auf der Rückseite ausgeführt. Wiederholen Sie jede Streichung mit jeder Hand mindestens viermal.

Als nächstes werden die Fußränder und der Fußrücken massiert. Nehmen Sie einen Fuß in beide Hände, die Daumen liegen auf dem Fußrücken und die Finger umfassen die Innen- und Außenränder des Fußes. Von den Zehen beginnend wird eine Beidhandstreichung an den Fußrändern durchgeführt und zugleich eine Fingerstreichung mit dem Daumen auf dem Fußrücken. Bei jeder neuen Streichung werden die Daumen in eine andere Position gebracht, um die Vorderseite der Füße ganz ausstreichen zu können. Die Streichungen viermal wiederholen.

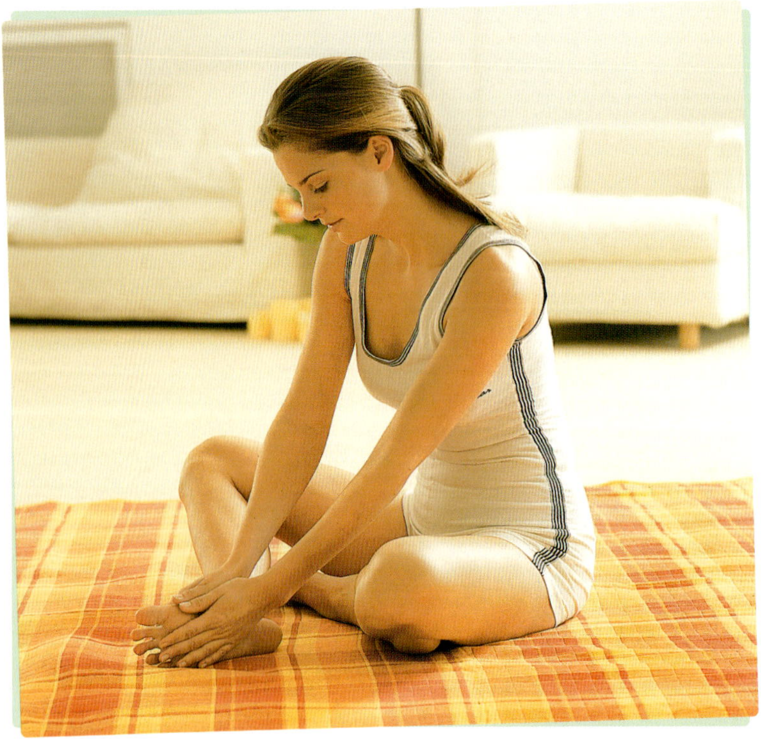

Die Füße sind über Reflexzonen mit zahlreichen Organen des Körpers verbunden, die von der Selbstmassage positiv beeinflusst werden.

Handballenstreichung

Für die Handstreichung des Fußrückens legen Sie das Bein seitlich so ab, dass Sie die Fußsohle sehen können. Legen Sie eine Hand gegen die Fußsohle und die andere quer auf den Fußrücken. So kann der Daumen den Innenrand bestreichen. Streichen Sie nun von den Zehen bis hoch zum Sprunggelenk mit mäßigem Druck viermal, wobei beim letzten Durchgang die Streichung bis zum Knie durchgezogen werden kann.

Der Fuß bleibt in dieser Stellung, da sich noch eine Ausstreichung der Fußsohle anschließt. Dabei gibt die Hand auf dem Fußrücken den nötigen Widerstand. Die andere Hand führt kräftige Streichungen mit dem Handballen oder der Faust durch. Diese Handballenstreichung wenden Sie vier- bis sechsmal an.

Abschließend streichen Sie die Beine beidhändig von den Fußknöcheln bis zur Leistenbeuge mit leichtem Druck noch einmal aus.

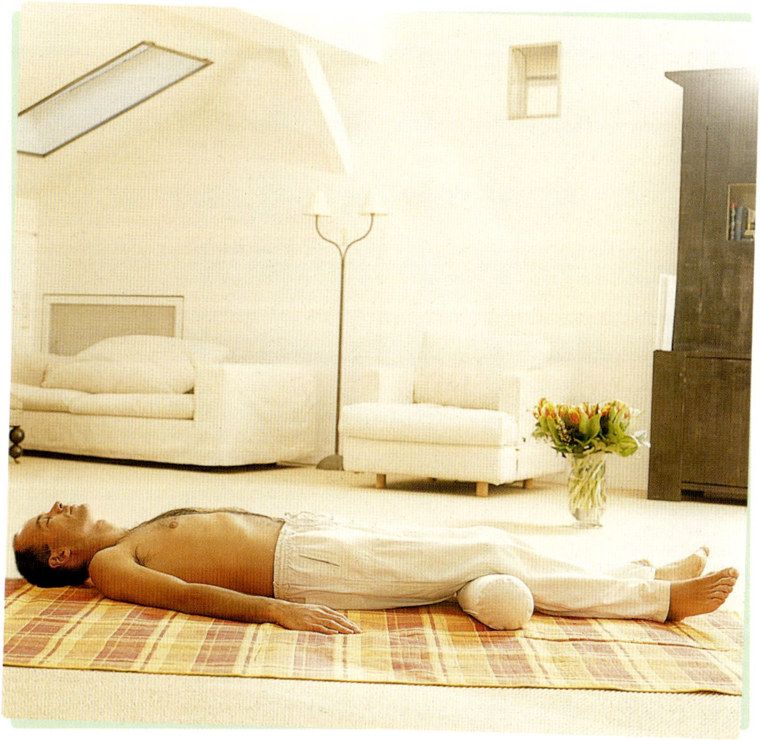

Nehmen Sie für die Selbstmassage von Brust und Bauch die entspannte Rückenlage ein.

Bauch- und Brustmassage

Die beste Position für die Bauch- und Brustmassage ist die Rückenlage.
Beginnen Sie mit kreisförmigen, großflächigen und beidhändigen Streichungen im Uhrzeigersinn über den gesamten Bauchraum. Der Druck ist leicht bis mäßig. Über die Dauer entscheiden Sie selbst.
Wenden Sie nun die gegenläufige Streichung an. Legen Sie beide Hände auf den Bauch, die untere in Höhe des Darmbeins und die andere dicht darüber. Führen Sie nun beide Hände gleichzeitig von der Körpermitte nach außen und wieder zurück. Dabei kreuzen sich die Hände, indem sie eng aneinander vorbeigeführt werden. Wandern Sie langsam nach oben bis zum Brustbeinansatz, und wählen Sie für die Streichung einen mäßigen Druck.
Wiederholen Sie den Griff zwei- bis viermal, bevor Sie sich den spezifischen Anwendungen für Männer bzw. Frauen widmen.

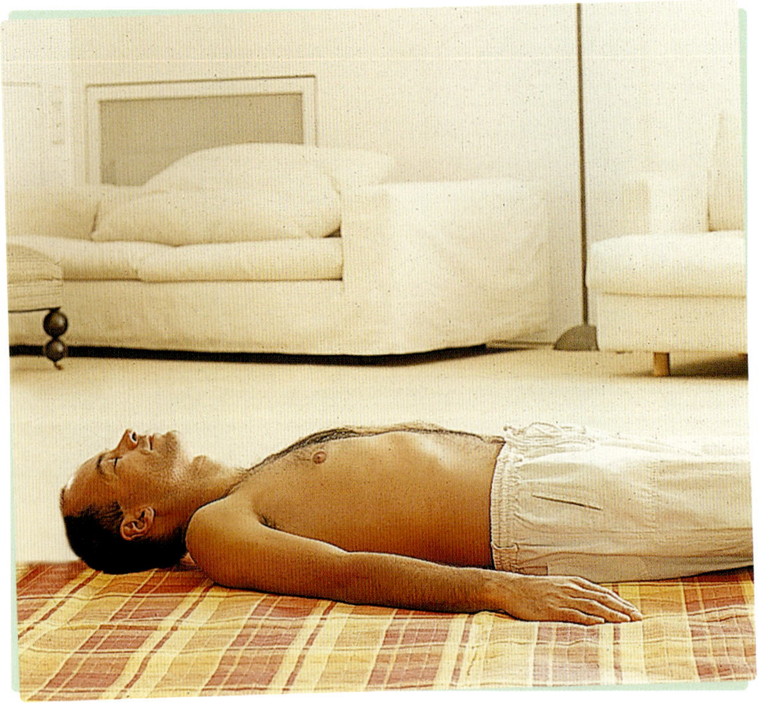

Für die Selbstmassage der Brust legen Sie sich auf den Rücken.

Für Männer

Massieren Sie den großen Brustmuskel mit der Einhandstreichung. Legen Sie dazu die rechte Hand mit abgespreiztem Daumen flächig am linken unteren Rippenbogen an. Streichen Sie nun über den Brustmuskel in Richtung Schlüsselbein. Dort angelangt lassen Sie die Hand an der linken Flanke zurückgleiten. Pro Seite viermal wiederholen.

Legen Sie Ihre Hände an das untere Ende des Brustbeines. Die aufliegenden Finger bilden ein »V«. Bewegen Sie beide Hände am Brustbein entlang und führen eine Fingerstreichung durch. Ein wenig unterhalb der Schlüsselbeinlinie ziehen Sie beide Hände nach außen und führen sie drucklos in die Ausgangsposition zurück. Viermal wiederholen.

Für die Massage der Zwischenrippenmuskeln greifen Sie mit der linken Hand auf die gegenüberliegende Seite, tasten in die Zwischenrippenräume und ziehen die Hände dem Rippenverlauf nach in Richtung Bauchraum. Viermal pro Seite wiederholen.

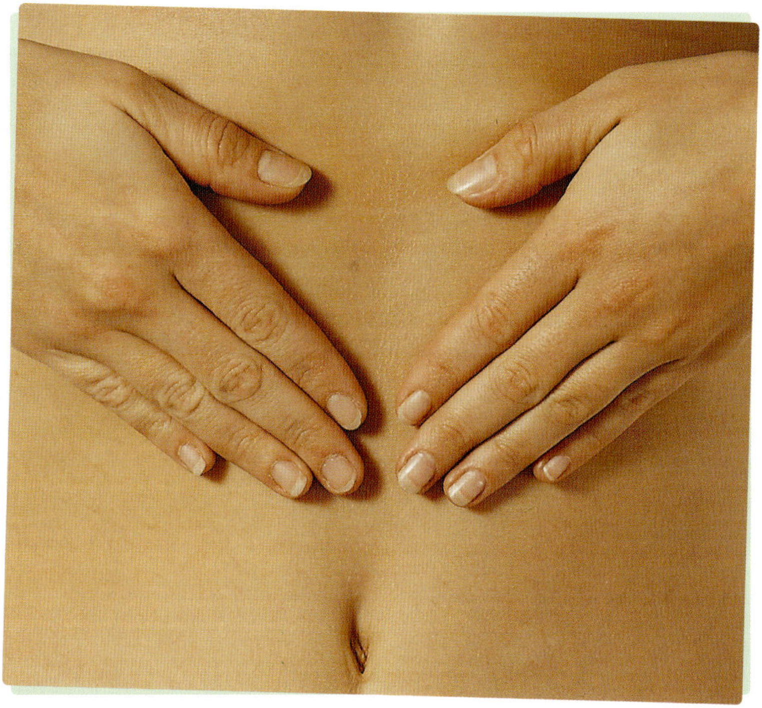

Wie bei der Brustbeinmassage für Männer werden die Hände in V-Form angelegt.

Für Frauen

Die eine Hand liegt oberhalb der Brust fast am Deltamuskel, die andere zwischen den Brüsten am Brustbein flächig an. Die obere Hand zieht leicht diagonal nach innen unten, die andere diagonal nach außen unten. Der Druck ist mäßig, auf dem Rückweg nur sanft. Je Seite viermal wiederholen.
Legen Sie Ihre Hände an das untere Ende des Brustbeines und führen Sie die für Männer beschriebene Brustbeinmassage (Seite 52) durch. Wiederholen Sie diesen Griff viermal.

Setzen Sie die Fingerkuppen beider Hände versetzt übereinander ans obere Ende des Brustbeines. Mit Fingerstreichungen ziehen Sie die Hände abwärts und folgen ab unterem Brustbeinende mit flach aufgelegter Hand dem Rippenbogen. Führen Sie die Hände ohne Druck zurück. Wiederholen Sie diese Bewegung zwei- bis viermal.
Abschließend massieren Sie die Zwischenrippenmuskeln ebenfalls so, wie es für Männer beschrieben ist.

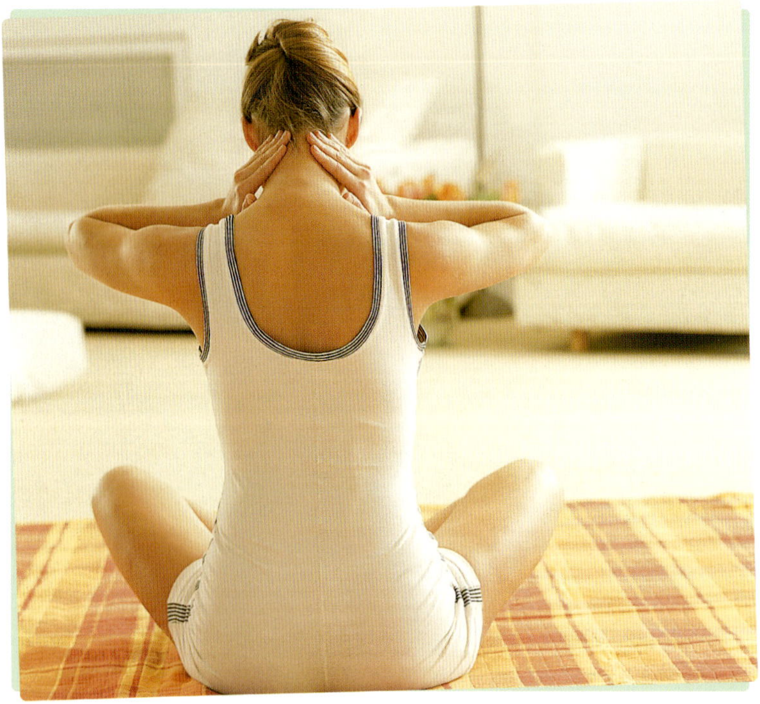

Alle Stellen, die Sie selbst bequem erreichen, können Sie massieren. Für andere gibt es Massagebürsten.

Massage von Nacken, Schulter und Hals

Streichen Sie den oberen Anteil des Kapuzenmuskels mit den Fingern aus. Legen Sie die Finger neben der Halswirbelsäule am Haaransatz auf und führen Sie die Hände am Muskel entlang in Richtung Schulter. Sollten Sie damit Probleme haben, dann gehen Sie jeweils mit einer Hand diagonal (rechte Hand zur linken Nacken- und Schulterseite) vor.
Wiederholen Sie den Griff sechsmal je Seite.
Die seitliche Halsmuskulatur können Sie gut beidhändig streichen. Setzen Sie die Finger beider Hände jeweils rechts und links direkt unterhalb der Ohren an, und streichen Sie nach unten aus bis zum Schlüsselbein. Streichen Sie viermal.
Bilden Sie mit einer Hand ein offenes »U«; die Öffnung zeigt dabei zu Ihnen. Streichen Sie so die vordere und seitliche Halsmuskulatur aus. Vorsicht am Kehlkopf – dort nicht drücken. Wiederholen Sie diesen Griff viermal.

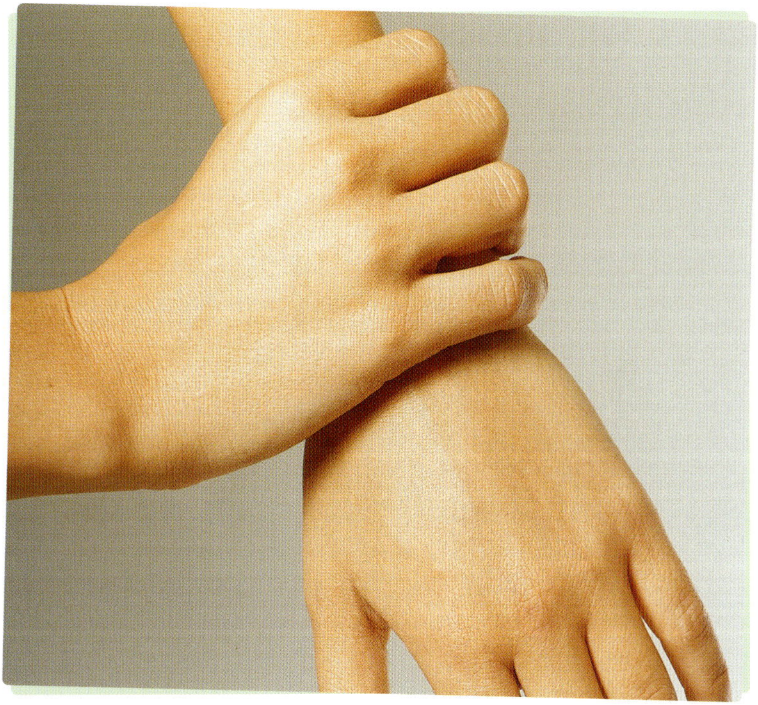

Hier die richtige Ausgangsstellung für die Handstreichung.

Massage der Arme und Hände

Umfassen Sie mit der rechten Hand das Handgelenk der linken, wobei Daumen und Zeigefinger seitlich am Handgelenk anliegen und in Richtung Ellbogen zeigen. Führen Sie mit mäßigem Druck eine gerade Handstreichung über die gesamte Länge des Armes aus. Wiederholen Sie diesen Griff zwei- bis viermal.

Legen Sie Unterarm und Hand auf eine Unterlage, der Handrücken zeigt nach oben. Führen Sie eine Handstreichung von den Fingerspitzen zum Handgelenk durch. Fahren Sie dann mit einer angedeuteten Halbkreisbewegung an der Daumenseite zurück in die Ausgangsposition. Viermal wiederholen.

Streichen Sie alle Finger von der Spitze bis zur Mittelhandbasis hintereinander aus. Pro Finger viermal ausstreichen.

Drehen Sie die Hand mit der Innenseite nach oben. Mit dem Handballen der anderen Hand führen Sie viermal eine Handballenstreichung aus. Abschließend wird noch einmal der gesamte Arm ausgestrichen.

Das Aktivprogramm bei Rückenproblemen

Fast jeder dritte Erwachsene in Deutschland leidet unter schmerzhaften Verspannungen im Rücken. Zu den häufigsten Ursachen der Schmerzen im oberen Rücken, im Nacken und in der Lendenwirbelregion gehören zu wenig Bewegung im Alltag, ständige Fehlhaltungen durch falsches Sitzen oder Stehen und eine überwiegend sitzende Betätigung. Aber auch nervliche Überbelastung oder das ständige Gefühl, sich zu viel »aufgeladen« zu haben, verursacht Stress und kann aus psychosomatischer Sicht zu den genannten Beschwerden führen.

Wenn die Wirbelsäule zum Schwachpunkt wird

Rein anatomisch gesehen passiert dabei Folgendes: Die Wirbelsäule, die Stütze unseres Skeletts und Voraussetzung dafür, dass wir aufrecht gehen können, wird zur Schwachstelle im Körper. Es kommt zu akuten Problemen wie beispielsweise Hexenschuss oder, sofern es nicht gelingt, die Ursachen für die Rückenprobleme zu beseitigen, zu chronischen Beschwerden. Unsere Körperhaltung und die Stärke unserer Bauch- und Rücken-

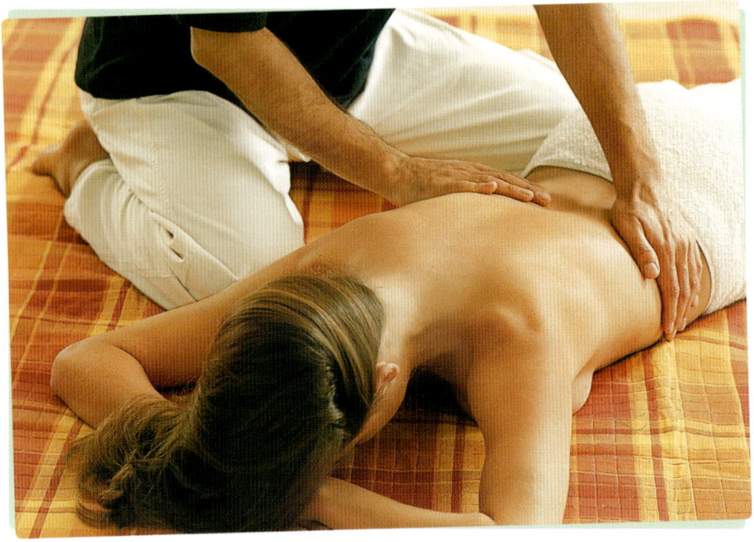

Rückenschmerzen können durch eine entsprechende Massage gelindert werden.

muskulatur stabilisieren oder schwächen unsere Mittelachse, je nachdem, was wir für sie tun und wie wir auf uns achten. Sind die Muskeln geschwächt oder beispielsweise durch ständiges berufsbedingtes Sitzen verkürzt, so werden sie unelastisch und können ihrer Stützfunktion nicht mehr angemessen nachkommen.

Bewegung stärkt und beugt vor

Alle unsere Muskeln, Bänder, Sehnen, Knochen und Bandscheiben brauchen zum Erhalt ihrer Leistungsfähigkeit Belastungsreize. Regelmäßige sportliche Betätigung hält sie in Form und sorgt dafür, dass sie reibungslos funktionieren können. Durch regelmäßiges Waldlaufen, Schwimmen oder Radfahren bleibt der gesamte Bewegungsapparat fit und gesund. Vernachlässigen wir jedoch die Muskulatur, kommt es zu geringerer Belastbarkeit und zu Verschleißerscheinungen der kleineren Gelenke in der Wirbelsäule sowie der Bandscheiben. Die Folgen sind nicht nur schmerzhaft, sondern können auch zu Problemen im Alter führen.

Haltungsschäden vorbeugen

Wer Rückenproblemen dauerhaft vorbeugen möchte, ist gut damit beraten, im Alltag »Haltung zu bewahren«. Wir müssen wieder lernen, richtig zu gehen, zu stehen und zu sitzen. Alle unsere Lebens- und Arbeitsbedingungen sollten wir deshalb auf die Bedürfnisse unserer Wirbelsäule abstimmen, vor allem dann, wenn Rückenschmerzen zu unangenehmen chronischen Begleiterscheinungen gehören. Ein Beispiel für den idealen Stand: Kopf, Schulter und Becken sollten eine Linie bilden; die Schultern ruhen unter ihrem Gewicht und fallen nicht nach vorne; die Lendenwirbelsäule ist leicht gewölbt; Bauch und Po sind leicht angespannt, die Knie leicht gebeugt.

So werden Ihre Wirbelsäule, Gelenke und Bandscheiben optimal entlastet, geschwächte Rücken-, Bauch- und Pomuskeln arbeiten, und verkürzte Muskeln strecken sich, Sie fühlen sich besser und gewinnen schon durch diese kleine Haltungsänderung spürbar an Lebensqualität. Das gleiche gilt auch für eine gerade Haltung beim Sitzen und für einen aufrechten Gang.

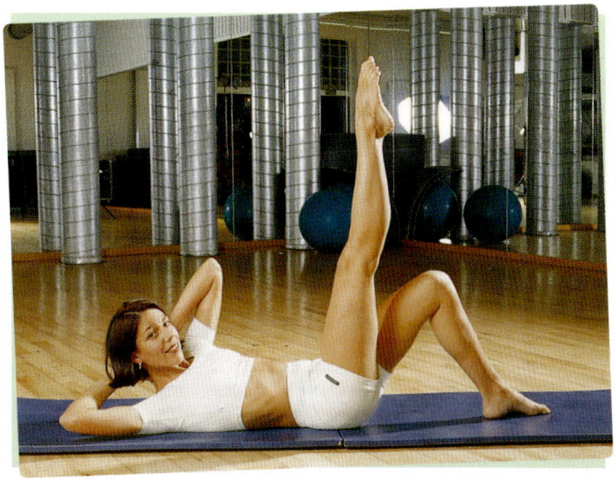

Schweißtreibend muss das Programm für den Rücken nicht sein. Es sollte regelmäßig ausgeführt werden und Spaß machen.

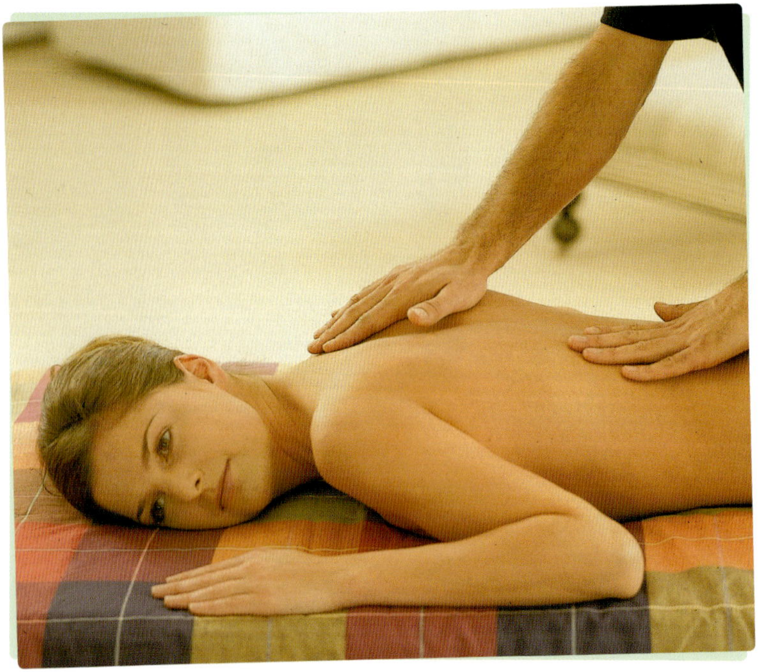

Eine Partnermassage verschafft rasch Linderung bei akuten Rückenproblemen.

Partnermassage bei Rückenbeschwerden

Für die Massage nimmt Ihr Partner die Bauchlage ein, die Arme sind seitlich dicht am Körper ausgestreckt. Eine Rolle wird unter die Fußrücken gelegt, bei Hohlkreuz auch unter den Bauch. Sie selbst platzieren sich seitlich neben den Partner, so dass Sie bequem den gesamten Rücken erreichen können.

Die einleitenden Streichungen beginnen im unteren Lendenwirbelsäulenbereich mit beiden Händen und abgespreizten Daumen. Die Daumen streichen neben der Wirbelsäule zum Kopf hin und enden am oberen Rand der Schulterblätter. Achten Sie darauf, dass Sie beim Überstreichen der Schultern die Hände leicht hohl stellen – so erzielen Sie fließende und gleichmäßige Streichungen, die besonders wohltuend sind.

Lassen Sie Ihre Hände an den Außenseiten der Oberarme und den Flanken langsam in die Ausgangsstellung zurückgleiten. Der anfänglich geringe Druck wird mit jeder Streichung (sechsmal wiederholen) etwas stärker.

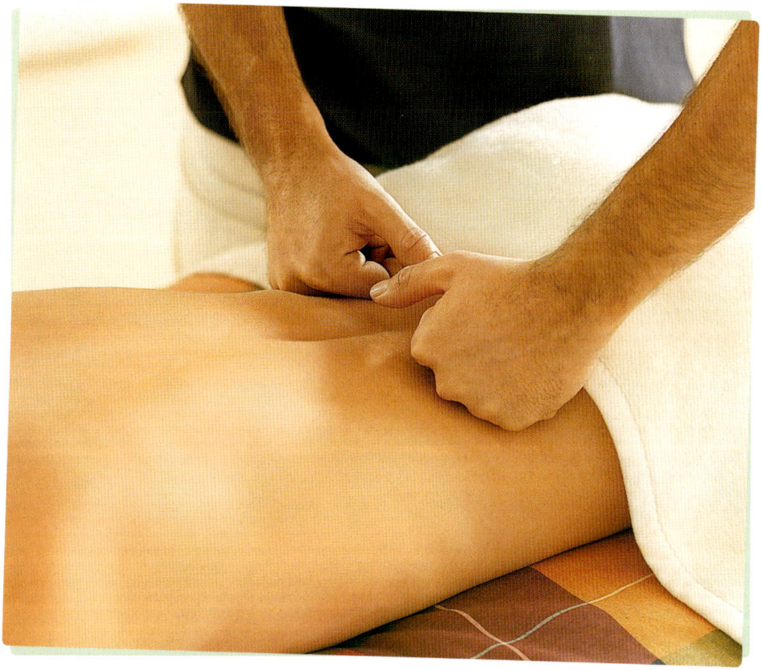

Nach den kräftigen Reibungen schließen Sie die Übung mit einer Knöchelstreichung ab.

Kräftige Reibungen

Die Fingerspitzen stehen dabei nach oben. Beginnen Sie am unteren Rücken, und führen Sie die Hände abwechselnd bis hoch zur Halswirbelsäule. Die Finger üben dabei nur leichten Druck aus. Oberhalb des Schulterblattes gleitet die Hand nach außen und läuft an der Flanke entlang zur Ausgangsposition. Wiederholen Sie den Griff viermal auf beiden Seiten. Setzen Sie nun mit den Fäusten an der gleichen Stelle an, und bearbeiten Sie den Rücken in Richtung Kopf bis zum unteren Rippenansatz mit Ihren Knöcheln (achtmal).

Daumenstreichung

Die Daumenstreichungen beginnen im unteren Lendenwirbelsäulenbereich. Die beiden abgespreizten Daumen bearbeiten neben der Wirbelsäule mit kurzen und kräftigen Streichungen Abschnitt für Abschnitt die Rückenmuskulatur. Dabei streichen die versetzt hintereinander gestellten Daumen rückenaufwärts bis zu den Schulterblättern. Wiederholen Sie die Streichungen in jedem Abschnitt so lange, bis Sie fühlen, dass die Muskulatur sich gelockert hat. Schließen Sie den Griff mit einer Flachhandstreichung ab.

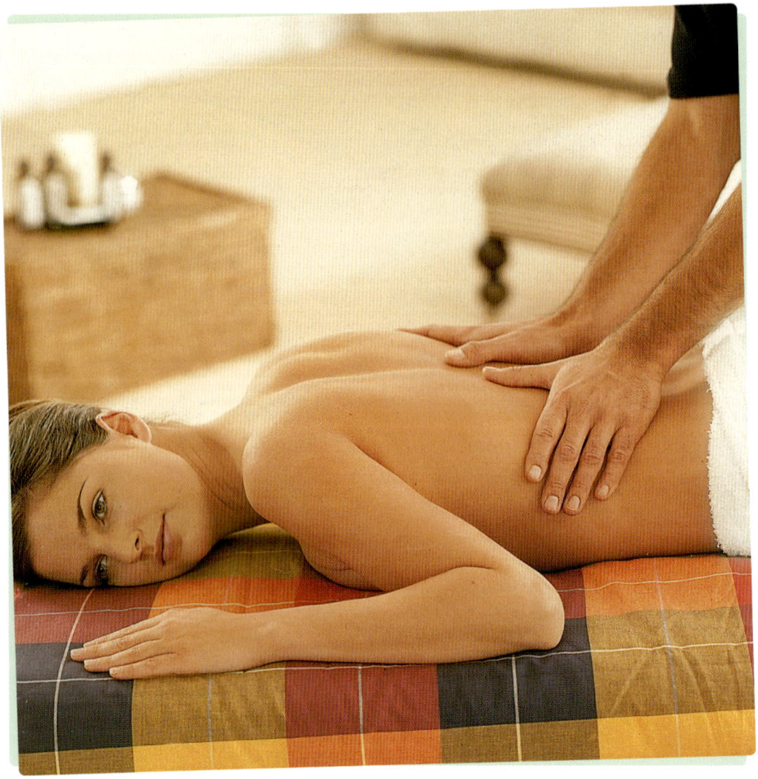

Die diagonale Handstreichung dient der weiteren Lockerung der Rückenmuskulatur.

Diagonale Handstreichung

Setzen Sie die Hände dicht neben der Wirbelsäule oberhalb der Gesäßfalte auf. Die Hände zeigen dabei diagonal nach oben außen. Aus dieser Position heraus streichen die Hände von innen nach außen, wobei die Handballen einen mittelstarken Druck auf die Rückenmuskeln ausüben.

Wenn die Finger die Unterlage berühren, kehren Sie in die Anfangsposition zurück. Versetzen Sie die Hände nach jeder Streichung ein Stück weiter nach oben und bearbeiten Sie so den ganzen unteren Rücken. Führen Sie diese Anwendung mindestens zweimal durch. Die Muskulatur sollte durch die verschiedenen Streichungen gründlich gelockert sein, im anderen Fall können die nachfolgenden Massagegriffe für den Massierten recht schmerzhaft sein.

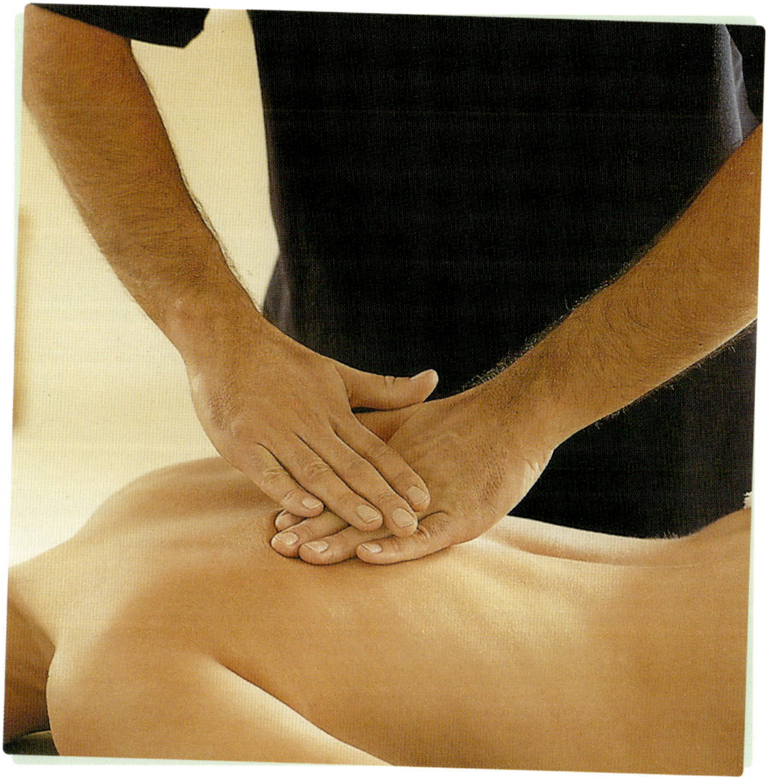

Zirkelungen werden mit beiden Händen durchgeführt und erlauben eine Druckverstärkung auf besonders verspannte Muskelpartien.

Zirkelung

Als Nächstes wenden Sie die Zirkelung oder Friktion an. Begeben Sie sich auf die gegenüberliegende Seite der zu massierenden Partie, und gehen Sie vom unteren Lendenwirbelsäulenabschnitt aus.

Dort setzen Sie die Fingerkuppen der mittleren Finger in Steilstellung auf und lassen die Zirkelungen mit starkem Druck und kleinflächig nach außen verlaufen. Die zweite Hand liegt quer auf der massierenden und kann stabilisierend oder Druck verstärkend eingesetzt werden.

Der Griff wird bis zur Körperflanke durchgeführt und nach jeder Zirkelung mit der flachen Hand ausgestrichen. Vom Beckenkamm arbeiten Sie sich Stück für Stück Richtung Kopf an der Lendenwirbelsäule entlang bis zum Rippenansatz.

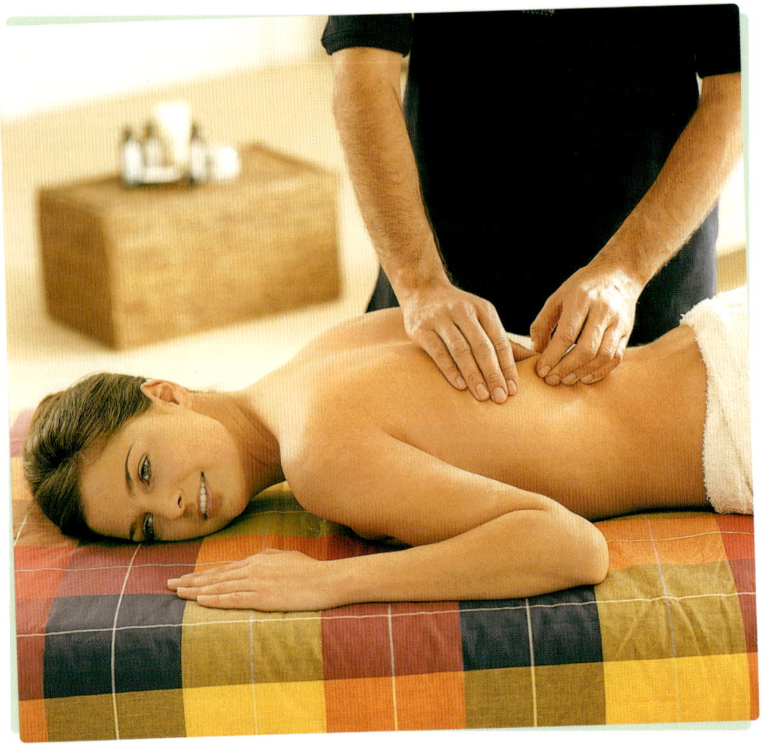

Durch die wechselseitige Knetbewegung wandern die Hände bei der Fingerknetung am Muskel entlang und schieben einen Wulst in Schlangenlinien mit.

Fingerknetung

Für diesen Griff sind die Finger geschlossen und die Daumen stehen in Opposition. Greifen Sie zuerst die wirbelsäulennahe Muskulatur, und heben Sie sie etwas von Ihrer Unterlage ab. Dann wird der Muskel mit den Daumen gegen die Finger und umgekehrt verschoben. Massieren Sie den gesamten Bereich auf beiden Seiten gut durch!

Es folgt ein fließender Übergang zur flächigen Knetung des breiten Rückenmuskels. Mit abgespreizten Daumen werden beide Hände auf den Muskel aufgelegt. Sie arbeiten im Wechsel und rhythmisch gegeneinander. Eine Hand zieht den Muskel mit den Fingern heran, der Daumen bzw. der Daumenballen schiebt der anderen Hand dagegen. Mit diesen Knetbewegungen massieren Sie auch die Flanken und einen Teil der inneren schrägen Bauchmuskulatur. Schließen Sie eine Flachhandstreichung über den gesamten Rücken an.

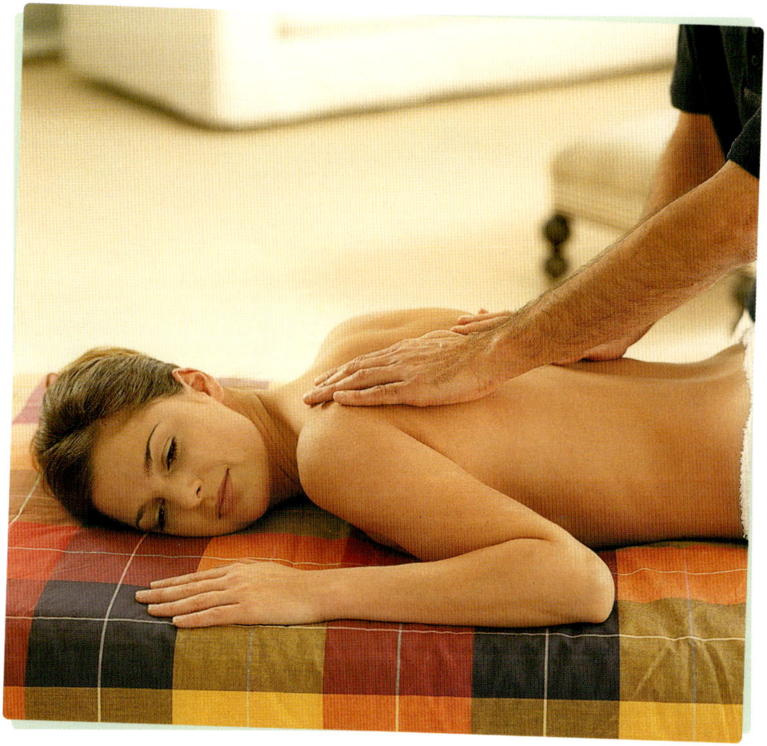

Besonders bei den einleitenden Streichungen ist es wichtig, immer Handkontakt mit dem Massierten zu halten – auch auf dem Weg der Hände zurück in die Ausgangsposition.

Massage des oberen Rückens

Begeben Sie sich seitlich neben den Partner in Höhe des Gesäßes, sodass Sie den gesamten Rücken erreichen können.

Beginnen Sie die Massage in der Mitte des Rückens mit einer beidhändigen Streichung. Legen Sie beide Hände flach unterhalb der Schulterblätter rechts und links neben die Wirbelsäule, die Finger zeigen in Richtung Kopf. Nun beginnen Sie, mit kräftigem Druck kopfwärts zu streichen.

Am Ende der Schulterblätter gleiten beide Hände auswärts zu den Schultern, über die hinweggestrichen wird. Streichen Sie mit verringertem Druck, aber vollständigem Hautkontakt an den Oberarmen und Flanken seitlich außen nach unten. Die Handballen werden zur Wirbelsäule gedreht und die Hände wieder in der Rückenmitte zusammengeführt. Wiederholen Sie die Massage des oberen Rückens zwei- bis viermal.

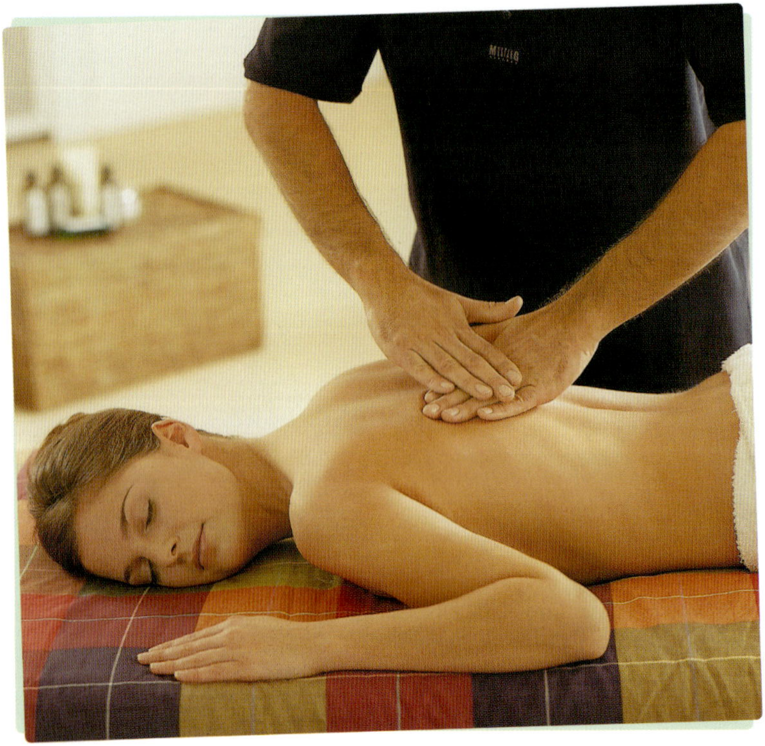

Mit der Fingerzirkelung können selbst tiefer liegende Muskelpartien des Rückens wirksam massiert werden.

Fingerzirkelungen

Fingerzirkelungen des Kapuzenmuskels helfen, Verspannungen zu lösen. Die Finger der massierenden Hand werden mit den mittleren Fingerkuppen seitlich neben der Wirbelsäule etwa in der Rumpfmitte aufgesetzt. Die zweite Hand liegt quer auf der massierenden Hand auf.

Die Finger vollführen kleine kreisförmige Bewegungen, die je nach ausgeübtem Druck entsprechend in die Tiefe wirken. Massieren Sie kopfwärts, lösen Sie nach jeder Zirkelung den kräftigen Druck, und setzen Sie die Hand in die neue Position. Die gesamte Anwendung sollte jedoch in fließenden Übergängen erfolgen. Am oberen Rand des Schulterblattes beenden Sie die Zirkelung. Die Vorwärtsbewegung ist langsam, da es um die Tiefenwirkung geht.

Nach dieser Anwendung streichen Sie den Kapuzenmuskel zweimal kräftig aus.

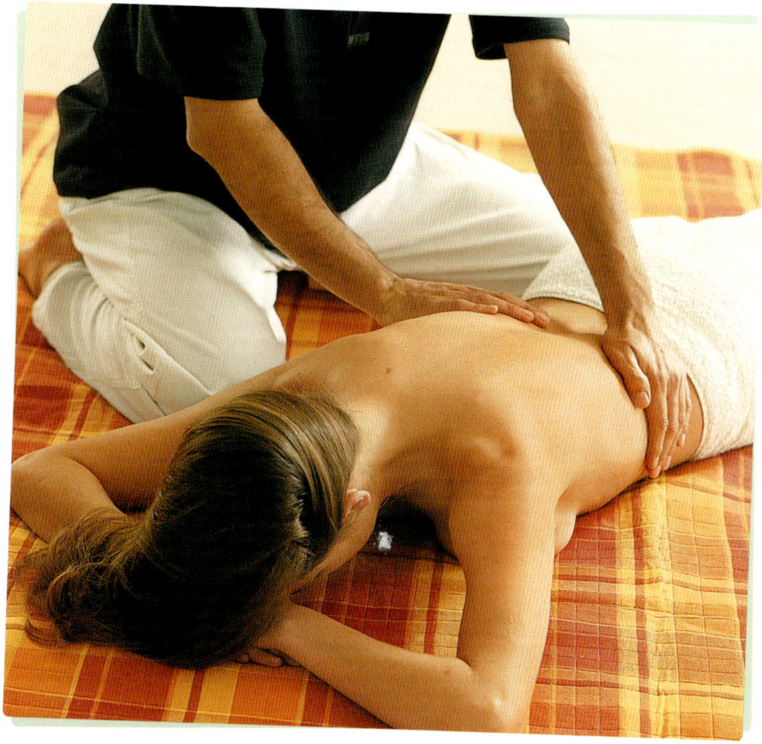

Bei der Hand-über-Hand-Streichung führen beide Hände nacheinander die gleiche Bewegung aus.

Hand-über-Hand-Streichung

Knien Sie sich im Hüftbereich auf die gegenüberliegende Seite der zu massierenden Muskelpartie. Greifen Sie weit über den Partner die Flanke der Gegenseite etwa bis zum Brustmuskel. Die Finger sind gespreizt. Ziehen Sie eine Hand diagonal zu sich heran, dem Zwischenrippenbereich folgend. Die andere wird sofort nachgesetzt und führt die gleiche Bewegung aus. Wiederholen Sie den Griff sechsmal pro Seite.

Schultermassage

Ihr Partner legt seinen Arm auf der zu massierenden Seite im Ellbogen gebeugt locker auf seinen Rücken. Fangen Sie oben an der Schulter an, und arbeiten Sie sich langsam am Schulterblatt entlang nach unten. Am unteren Rand angekommen, drücken Sie die flache Hand nach innen. Heben Sie nun die Schulter des Partners leicht an und führen Sie Streichungen an der Unterseite durch. Wiederholen Sie den Griff je Seite zweimal.

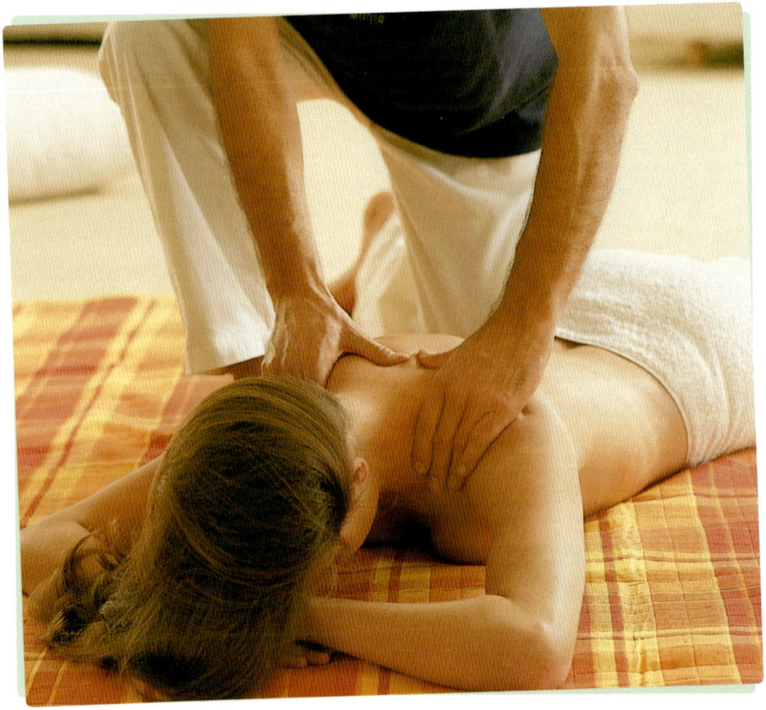

Die Streichungen der Schulter können Sie beidhändig und gleichzeitig oder abwechselnd mit einer Hand durchführen.

Fingerstreichungen

Ihr Massagepartner legt seine Hände übereinander unter die Stirn, so dass die Schulter- und Nackenmuskeln für die folgenden Anwendungen entspannt sind. Nun beginnen Sie mit Fingerstreichungen vom Hinterkopf in einem Halbkreis über die Nackenmuskeln bis zur Schulter und wieder zurück. Wiederholen Sie den Griff viermal.

Streichen Sie jetzt die Ränder des oberen Rückens beidhändig, beginnen Sie jedoch seitlich am Hinterkopf hinter den Ohren.

Knetungen

Es folgen kräftige beidhändige Knetungen der Nacken- und Schultermuskeln. Greifen Sie mit beiden Händen eine Seite der Nackenmuskeln, heben Sie sie leicht an, und arbeiten Sie dann im Wechsel und rhythmisch gegeneinander. Eine Hand zieht den Muskel mit den Fingern heran, während der Daumen der anderen Hand dagegen schiebt. Wandern Sie in fließender Bewegung langsam am gesamten Muskel entlang. Wiederholen Sie diese Knetungen viermal.

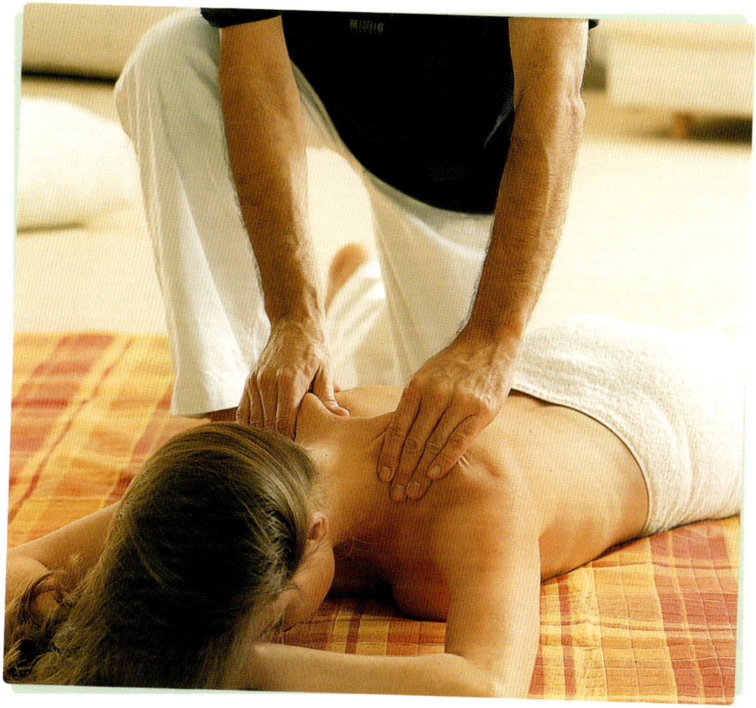

Beim Karnickelgriff drücken die Finger den Muskel gegen den Handballen oder den Daumen – je nach Menge der erfassten Muskeln.

Drückungen

Beim so genannten Karnickelgriff greifen Sie sich einen Muskel, heben ihn an und pressen ihn mit leichtem Druck aus. Eine zweimalige Wiederholung genügt.

Knien Sie sich nun vor den Kopf des Partners, und legen Sie beide Hände auf den oberen Rücken des Partners, sodass sich die abgespreizten Daumen auf einer Seite der Wirbelsäule befinden. Streichen Sie nun kräftig mit den Daumen nach unten und leicht diagonal entlang der Muskeln. Die Daumen wechseln sich dabei mit jedem Strich ab. Wiederholen Sie den Griff zweimal.

Legen Sie beide Hände, mit den Fingerspitzen zum Gesäß zeigend, in der Mitte des Oberkörpers hintereinander auf. Nun zieht eine Hand an der Brustwirbelsäule entlang kopfwärts und die untere schiebt in Richtung Kreuzbein. In der Endposition versuchen Sie die Haut- und Muskeldehnung einige Sekunden lang zu halten. Wiederholen Sie den Griff zweimal.

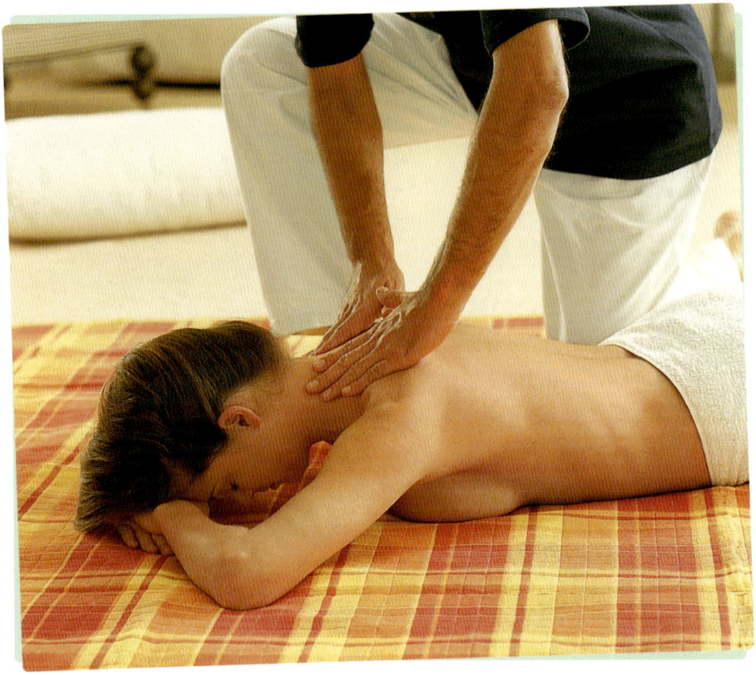

Mit Streichungen endet die Massage, damit sich die durch Knetungen gereizte Haut wieder beruhigt.

Nackenstreichung

Streichen Sie nun vom Kopf her beginnend unter Einschluss der Nackenmuskeln nochmals großflächig den gesamten Rücken aus. Streichen Sie auf beiden Seiten der Wirbelsäule entlang bis zum unteren Rücken oder bis zum Gesäß.

Dort angelangt, führen Sie beide Hände mit leicht geöffneten Daumen nach außen und ziehen an den Flanken entlang nach oben in Richtung Schultern. Den Griff über den Schulterrand nach innen zum Nacken-Hals-Bereich führen Sie fort bis zurück in die Ausgangsposition.Wiederholen Sie diese Streichung zwei- bis viermal.

Abschließend kommt der so genannte Blitz- oder auch Flammengriff zur Anwendung. Dabei ziehen wir mit beiden Händen und abgespreizten Fingern bei mäßigem Druck mit den Fingerkuppen schlangenlinienförmig am gesamten Rücken entlang. Auf dem Rückweg legen Sie die flache Hand auf und fahren mit sanftem Druck in die Ausgangsposition zurück. Wiederholen Sie den Blitz- oder Flammengriff zwei- bis viermal.

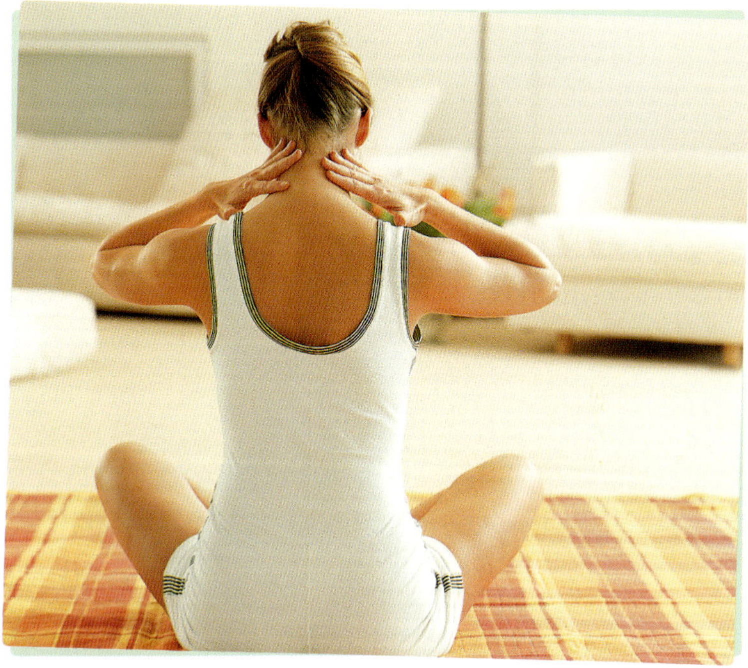

Beschwerden im Lendenbereich und am Nacken können Sie durch Selbstmassage lindern.

Selbstmassage bei Rückenbeschwerden

Im Bereich des oberen Rückens und der Schulter können Sie durch Selbstmassage relativ wenig bewirken. Sollten Sie starke und lang anhaltende Schmerzen haben, scheuen Sie sich nicht einen Facharzt aufzusuchen.

Für die Selbstmassage setzen Sie sich am besten auf einen Stuhl, einen Hocker oder auf den Boden.

Legen Sie Ihre Hände auf den unteren Rücken, wobei die Kleinfingerseite nach oben zeigt, die Zeigefinger Kontakt zum Beckenkamm haben und die Daumen dem Darmbein aufliegen. Streichen Sie nun mit den Fingern geradlinig mit kräftigem Druck nach außen. Wiederholen Sie jede gerade Strichführung mindestens sechsmal.

Setzen Sie Ihre Hände dann eine halbe Handbreite höher an, und führen Sie wieder eine Fingerstreichung durch. Um die Tiefenwirkung zu erhöhen, machen Sie eine Faust und streichen mit den Fingerknöcheln den unteren Rücken aus.

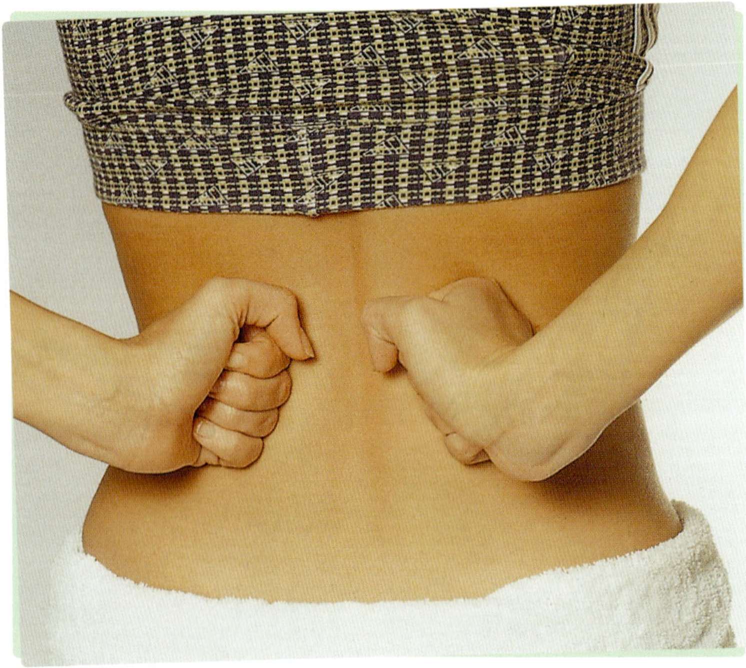

Mit den Fingerknöcheln kann der Lendenwirbelbereich noch intensiver massiert werden.

Knöchelstreichung

Sie platzieren Ihre Fäuste neben der Lendenwirbelsäule in Höhe des Beckenkamms, die Daumen zeigen nach oben. Streichen Sie nun kräftig mit den Fingerknöcheln entlang der Wirbelsäule kopfwärts. Wiederholen Sie diesen Griff mindestens sechsmal.

Wandern Sie mit Fingerzirkelungen von der Wirbelsäule am Beckenkamm entlang nach außen. Die Kleinfingerseite weist zum Kopf, die Daumen sind abgespreizt. Führen Sie die Zirkelungen so lange aus, bis der Muskelabschnitt fühlbar weicher wird.

Zirkeln Sie jetzt an der Lendenwirbelsäule entlang nach oben, so weit Sie kommen. Versuchen Sie dabei möglichst locker zu bleiben. Wenn die zu massierenden Muskeln verkrampfen, hören Sie auf.

Stützen Sie Ihre Hände in die Taille, die Daumen zeigen kopfwärts und liegen am hinteren Rippenbogen in Wirbelsäulennähe an. Bewegen Sie die Hände langsam schräg nach hinten am Rippenbogen entlang, und führen Sie mit den Daumen kräftige Zirkelungen durch, bis die Muskeln lockerer werden.

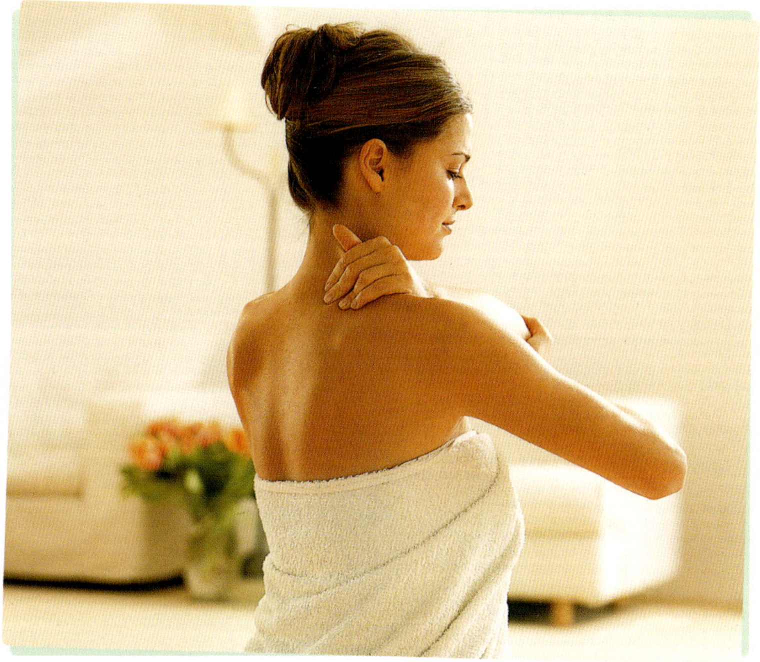

Bei der Schulter- und Nackenmassage können sie diagonal arbeiten, um die Muskeln leichter zu fassen.

Nacken- und Schultermassage

Streichen Sie den oberen Anteil des Kapuzenmuskels mit den Fingern aus. Legen Sie die Finger neben der Halswirbelsäule ungefähr am Haaransatz auf, und führen Sie die Hände am Muskel entlang in Richtung Schulter. Wiederholen Sie den Griff sechsmal.

Die seitliche Halsmuskulatur können Sie gut beidhändig streichen. Setzen Sie die Finger beider Hände jeweils rechts und links direkt unterhalb der Ohren an, und streichen Sie nach unten aus bis zum Schlüsselbein. Wiederholen Sie die Streichung viermal.

Bearbeiten Sie jetzt die seitliche Halsmuskulatur. Greifen Sie mit einer Hand die gegenüberliegende Schultermuskulatur.

Kneten Sie den Muskel halsnah, indem Sie mit den Fingern einen Teil des Muskels zum Daumenballen heranziehen. Den leicht von seiner Unterlage abgehobenen Muskel bearbeiten Sie mit der Einhandknetung oder einer Pressung, bei der Sie den Muskel kurz fest umfassen und auspressen. Lösen Sie den Griff und setzen schulterwärts neu an.Wiederholen Sie ihn auf jeder Seite zweimal.

Das Aktivprogramm für strapazierte Beine

Unsere Füße haben die oft nicht leichte Aufgabe, auf relativ kleinen Druckaufnahmeflächen ständig das sehr labile Körpergleichgewicht beim Stehen, Gehen, Laufen und Springen sicherzustellen. Diese Sicherung hängt in hohem Maße von der Fußkraft ab.

Muskuläre Schwächen der unteren Extremitäten, eventuell verbunden mit Fußschwächen sowie -deformierungen, sind eine wesentliche Ursache der recht häufigen Beschwerden in diesem Bereich. Hinzu kommt unsere erzwungene Bewegungsarmut, die als Folge eine unterentwickelte Muskulatur und einen schwachen Bandapparat nach sich zieht. Die Muskelpumpe der Beine ist jedoch sehr wichtig für den Rückstrom des venösen Blutes, da sie die Entstauung durch ihre Drainagewirkung gewährleistet. So ist es nicht schwer nachvollziehbar, dass wir oft müde Beine haben. Mithilfe eines leichten Bewegungsprogramms, vor allem aber auch mit Massagen können Sie etwas dagegen tun.

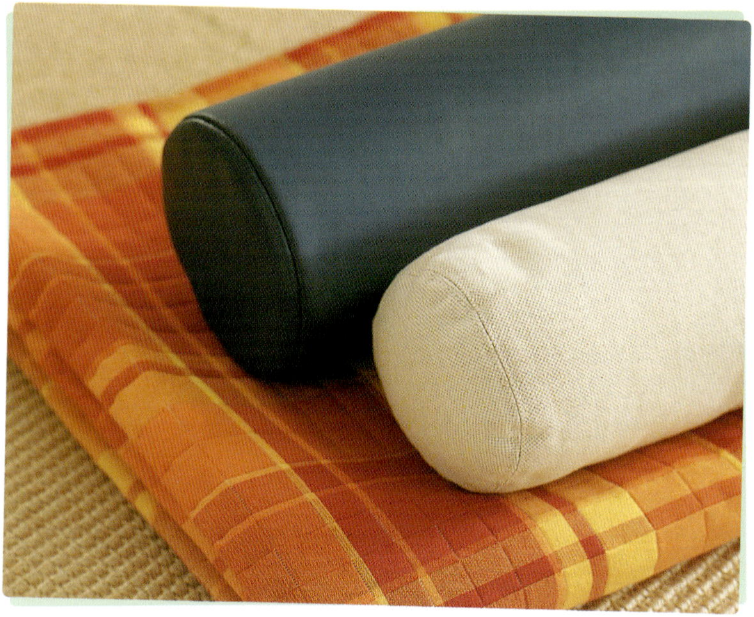

Rollen sind geeignet, um die Beine während der Massage so abzustützen, dass die Muskeln entspannt bleiben.

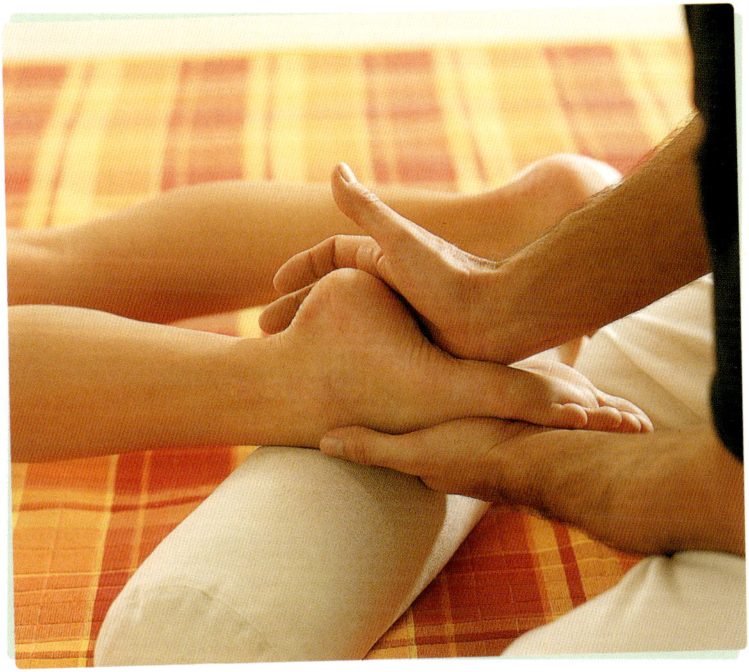

Die Handballenstreichung erfolgt über die gesamte Länge des Fußes.

Partnermassagen

Die Massage erfolgt in der Bauchlage. Knien Sie sich vor die Füße des Partners und legen Sie eine Rolle unter den Fußrist.

Beginnen Sie mit einer beidhändigen Streichung. Setzen Sie den Griff rechts und links neben der Achillessehne oberhalb des Fersenbeins an. Legen Sie die Hände leicht eingeölt flächig auf, und streichen Sie von den Knöcheln über die Wade und den Oberschenkel bis zur Gesäßfalte. An der Kniekehle mindern Sie den Druck ein wenig.

Am Gesäß angelangt, führen Sie eine Hand zur Innenseite und die andere zur Außenseite des Oberschenkels, und streichen Sie mit beiden Händen ohne Druckausübung zurück in die Ausgangsposition. Streichen Sie viermal, wobei Sie den Druck etwas erhöhen.

Legen Sie einen Fuß des Partners in Ihre Hand – den rechten Fuß in die rechte Hand und umgekehrt. Mit der anderen Hand führen Sie eine Handballenstreichung von den Zehen in Richtung Ferse durch. Diese Streichung wiederholen Sie sechsmal, erst mit leichtem, dann mit kräftigerem Druck.

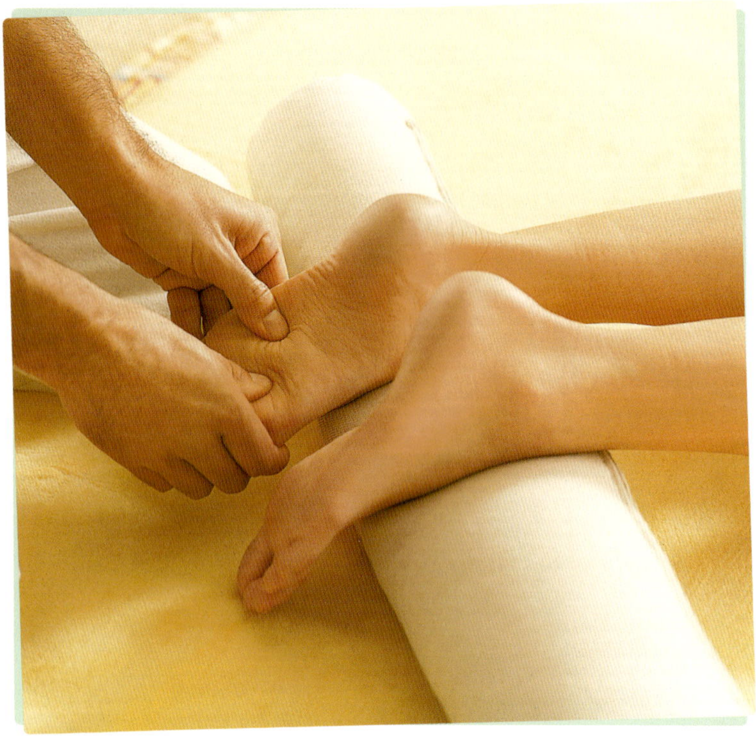

Bei der Daumenzirkelung des Fußes werden zahlreiche Fußreflexzonen angesprochen.

Daumenzirkelung

Nehmen Sie mit beiden Händen den Fuß so in die Hand, dass die Daumen eine Zirkelung an den Muskeln der Fußsohle durchführen können. Nach jeder Zirkelung lösen Sie den Druck leicht und setzen ein Stück weiter in Richtung Ferse neu an. Führen Sie den Griff ein- bis zweimal durch.

Umfassen Sie den Fuß so, dass der Daumen den Innenrand und der Zeigefinger den Außenrand des Fußes umfassen. Führen Sie dosierte Handstreichungen an den Fußrändern durch. Eine gute Ergänzung sind zweimalige Fingerknetungen an den Fußrändern.

Beim nächsten Schritt werden die Zehen gedehnt. Fassen Sie zwei benachbarte Zehen, und ziehen Sie sie seitlich mit sanftem Druck auseinander. Nun fassen Sie jeden Zeh einzeln und ziehen ihn mit ansteigendem Zug vom Fuß weg, bewegen ihn nach oben und unten.

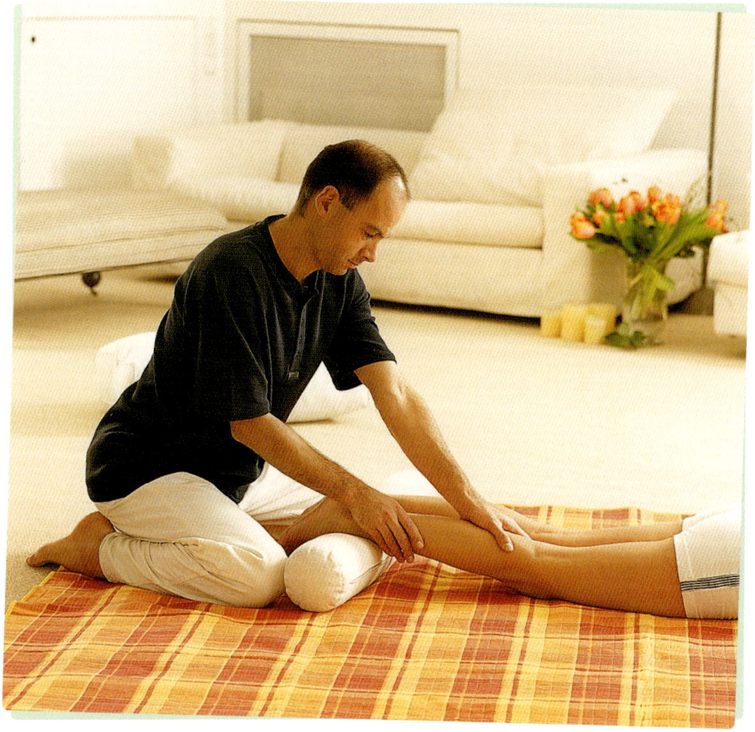

Beidhändige Streichungen entlang der Wade und dem Oberschenkel fördern den Lymphfluss in den Beinen.

Massage der Beinrückseite

Wenden Sie nun Fingerzirkelungen im nahen Knöchelbereich an. Arbeiten Sie ein- oder beidhändig um den Knöchelrand vom Fußrücken auf die Achillesferse zu. Am Knochen sollten Sie den Druck mindern, sonst kann es schmerzhaft werden.

Bei der unmittelbar folgenden Fingerstreichung der Achillessehne beginnen wir am Fersenbein und streichen mit mittlerem bis starkem Druck beid- oder einseitig an der Achillessehne entlang bis zum Beginn der Wadenmuskulatur. Diesen Griff wenden Sie insgesamt zwei- bis viermal an.

Für die kräftigen Handstreichungen der Wade umfassen Sie den Unterschenkel oberhalb des Knöchels, die Daumen liegen quer oben an. Streichen Sie nun mit beiden Händen gleichzeitig die Wade bis zur Kniekehle. Verringern Sie dort den Druck ein wenig. Die Streichung viermal wiederholen.

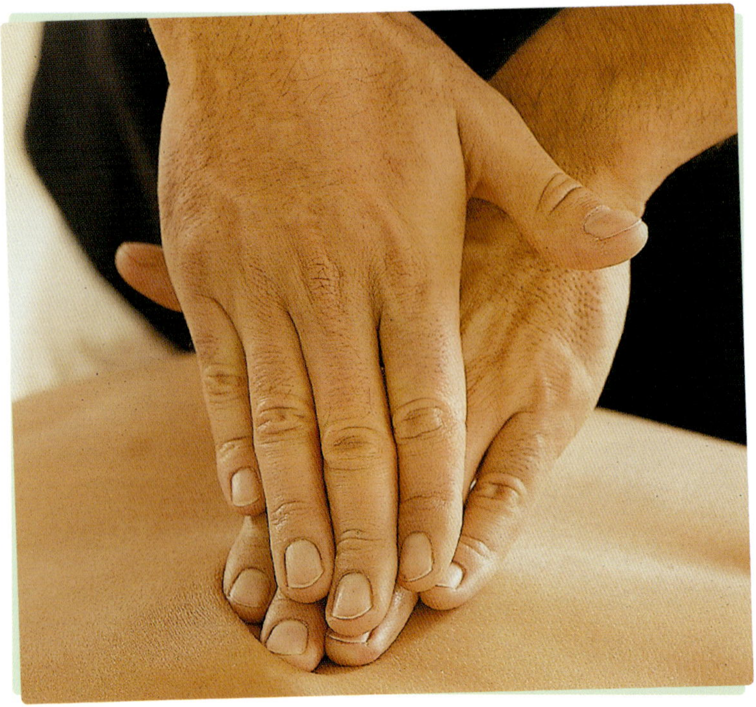

Wie auch bei der hier abgebildeten Fingerzirkelung am Rücken kommt es auch am Unterschenkel darauf an, die Vorwärtsbewegung ganz langsam vorzunehmen, um eine optimale Tiefenwirkung zu erzielen.

Knetungen

Für die Längsknetung legen Sie beide Hände seitlich an die Unterschenkel an. Die Daumen liegen auf der Achillessehne und zeigen zur Kniekehle. Kneten Sie den Muskel entlang nach oben bis zur Kniekehle. Zweimal wiederholen. Bei der Querknetung beginnen Sie mit Fingerknetungen an der Achillessehne, wobei die Daumen gegen die Finger schieben, und gehen dann zur Handknetung über. Massieren Sie den gesamten Muskel gut durch, und wiederholen Sie den Griff zweimal.

Fingerzirkelung

Zur Verstärkung der Tiefenwirkung wenden Sie die Fingerzirkelung an. Sie beginnen am Übergang der Achillessehne zu den Wadenmuskeln und massieren entlang der gut spürbaren Spaltlinie vom Zwillingswadenmuskel. Winkeln Sie den Unterschenkel des Partners um etwa 90 Grad ab, und lockern Sie den Muskel mit Rollungen. Dafür wird der Wadenmuskel umfasst, wobei auf der Innenseite die Finger unten ansetzen und der Ballen der Gegenhand oben anliegt.

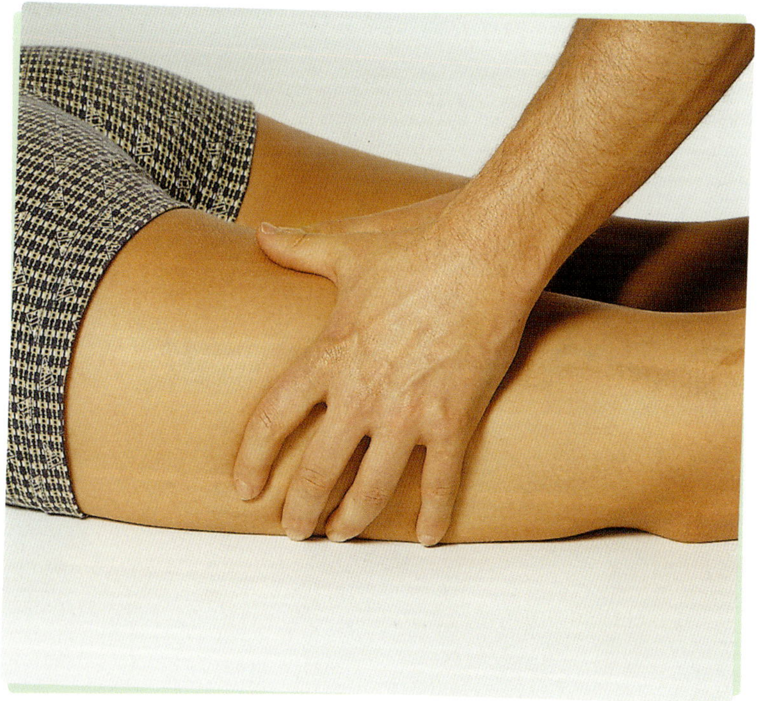

Streichungen sind ideal für die Überleitung zwischen einzelnen Massagegriffen.

Massage der Oberschenkel

Hocken Sie sich seitlich neben die Unterschenkel des Partners. Bearbeiten Sie zuerst das näher liegende Bein. Streichen Sie den Oberschenkel kräftig mit beiden Händen, wobei er oberhalb der Kniekehle möglichst weit umfasst wird. Die Daumen liegen oben. Mit starkem Druck schieben Sie die Hände kopfwärts. In Höhe der Gesäßfalte wandern die Daumen zum Zeigefinger. Die Hände gleiten an der Innen- und Außenseite des Oberschenkels zurück. Zweimal wiederholen.

Nun schließen sich Einhandstreichungen des Oberschenkels mit abgespreiztem Daumen an. Der Daumen streicht an der Sehnenplatte der Außenseite und nähert sich den restlichen Fingern in Höhe der Gesäßfalte. Im Wechsel streichen Sie die Beugemuskulatur auf der Rückseite und die Schenkelanzieher auf der Innenseite des Oberschenkels.

Legen Sie die Hände seitlich an den Oberschenkel, und ziehen Sie zweimal die abgespreizten Daumen mit Druck nach außen.

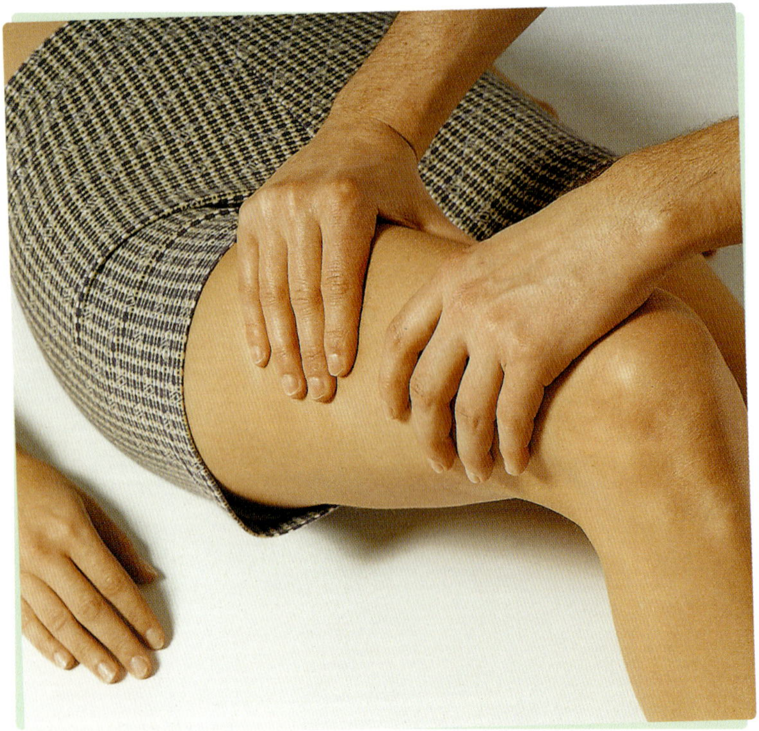

Die Beugemuskulatur lässt sich durch eine Querknetung am Oberschenkel lockern.

Querknetungen

Mit den beidhändigen Querknetungen werden im Wechsel die Beugemuskulatur und die Adduktoren bearbeitet. Massieren Sie über die ganze Muskellänge von unten nach oben und zurück. Danach streichen Sie von der Außenseite des Knies mit Finger-, Hand- oder Handballenstreichung die gesamte Breite der Oberseite des Oberschenkels mit wechselndem Druck in Richtung zur Hüfte.

Nun massieren Sie die äußere Gruppe des rechten Oberschenkels mit der Technik der Längsknetung. Der rechte Daumen setzt zunächst in der Kniekehle an. Dann wandert die Hand mit knetenden Fingerbewegungen gegen den Daumen in Richtung Gesäß. Diese Knetung führen Sie zweimal durch.

Zur Knetung der inneren Muskelgruppe wechseln Sie die Hand. Wieder fährt der Daumen von der Kniekehle aus in der Mittelfurche des Oberschenkels kopfwärts bis zur Gesäßfalte.

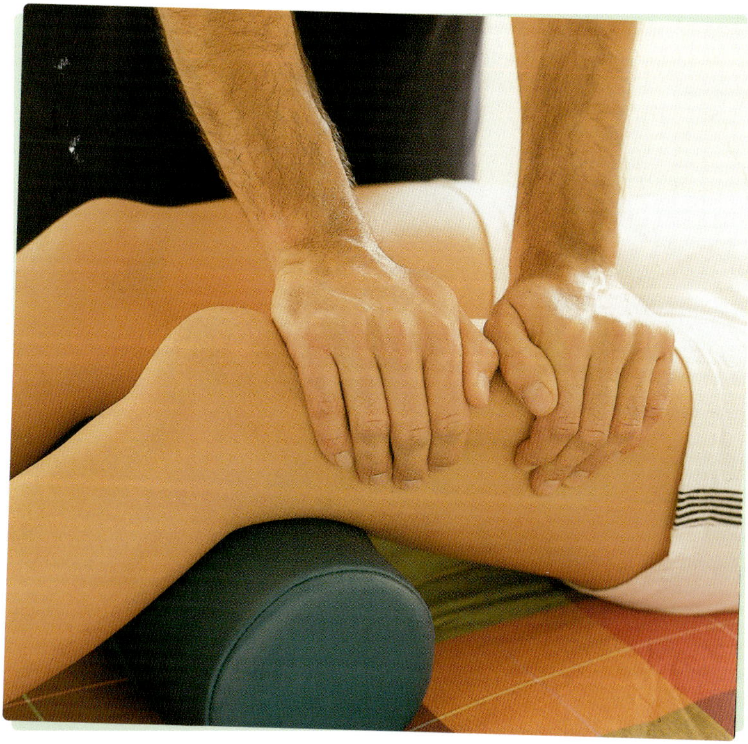

Die Muskulatur des Oberschenkels kann mit kräftigen Walkungen massiert werden.

Walkung

Drehen Sie sich so, dass Ihre Frontseite parallel zur Längsseite des Oberschenkels des Partners zeigt. Beginnen Sie oberhalb des Knies, setzen beide Hände nebeneinander und greifen tief über die Innenseite die Adduktorengruppe. Nun ziehen Sie beidhändig mit den Fingern den greifbaren Muskelbereich zu sich heran und drücken mit den Handballen die Muskelmasse kräftig gegen den Oberschenkelknochen (zweimal).

Schüttelung

Für die Schüttelung greifen Sie mit leicht gespreizten Fingern einen Muskelbereich. Dann schütteln Sie den Muskel zwischen Fingern und Daumen durch lockere Seitwärtsbewegungen der Hand. Schütteln Sie mindestens zehn Sekunden an einer Stelle, und wandern Sie dann am Muskel weiter.
Eine Ausstreichung über das Gesäß hinaus rundet die Beinmassage ab. Wechseln Sie die Seite, und massieren Sie das andere Bein.

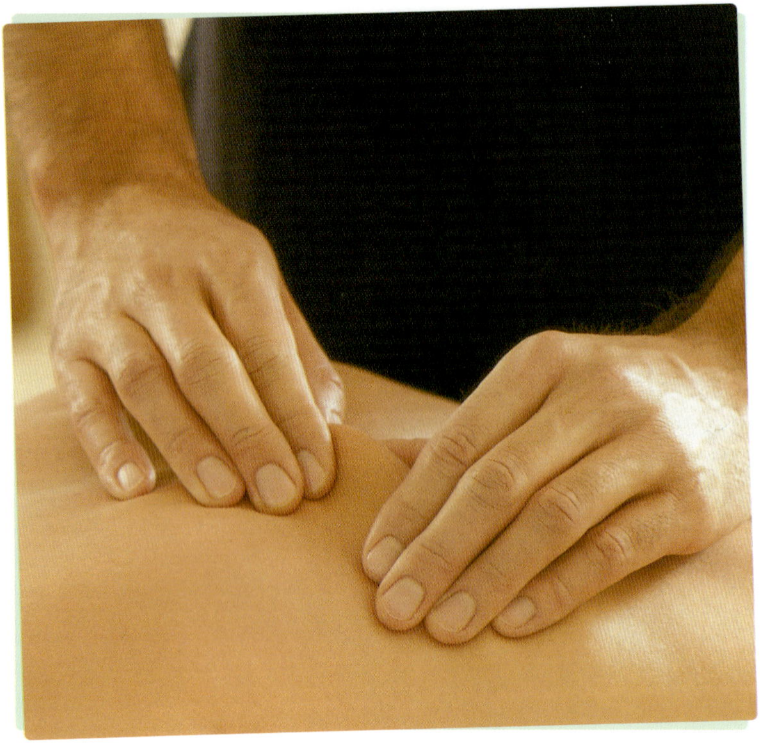

Die Gesäßmuskulatur kann mit Zweihandknetungen gründlich gelockert werden.

Gesäßmassage

Die Bauchlage des Partners wird beibehalten. Begeben Sie sich seitlich neben die Oberschenkel mit Blick nach oben. Legen Sie beide Hände mit weit abgespreizten Daumen am Ende des Gesäßes an. Die Finger zeigen nach außen, die Daumen zur Gesäßfalte.

Führen Sie nun eine beidhändige Streichung der Gesäßmuskeln durch. Beide Hände streichen mit verstärktem Druck rückenwärts. Am oberen Ende des Kreuzbeins drehen Sie beide Daumen zu den Fingern und streichen nach außen über die Hüfte in die Ausgangslage. Wiederholen Sie den Griff viermal.

Beginnen Sie mit mäßigen Zweihandknetungen, die dann stärker werden. Arbeiten Sie den gesamten Gesäßmuskel der gegenüberliegenden Seite gründlich durch. Schließen Sie Walkungen des so gelockerten Gesäßmuskels an, indem Sie den Griff von außen nach innen anwenden.

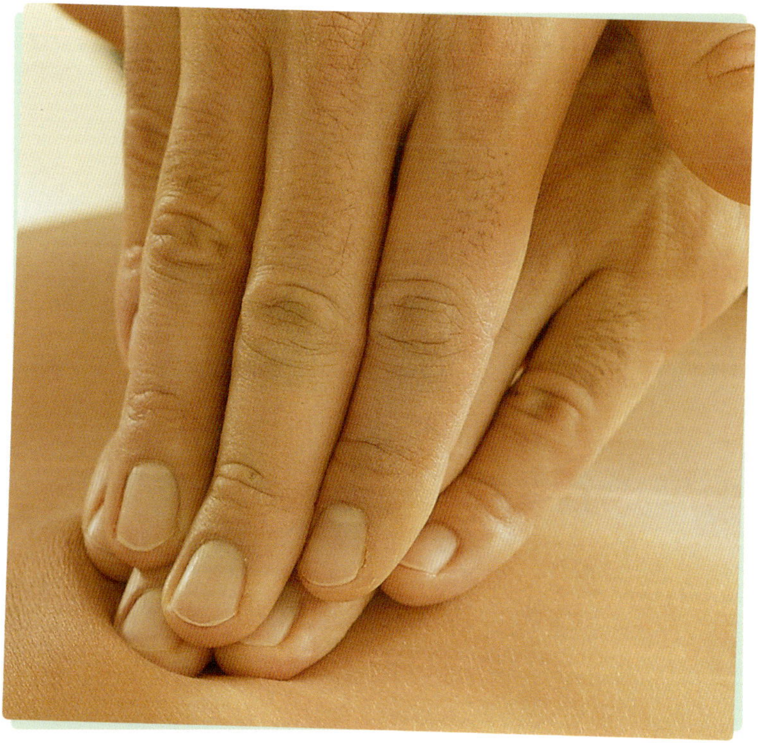

Die Fingerzirkelungen am Beckenkamm werden von innen nach außen ausgeführt.

Fingerzirkelungen

Mit Fingerzirkelungen am Beckenkamm von innen nach außen fahren Sie am besten fort. Nach der Zirkelung streichen Sie den Bereich mit der Hand nahe der Wirbelsäule beginnend zum äußeren Hüftknochen aus. Diese Friktion führen Sie zweimal durch.

Am unteren Rand des Gesäßmuskels fühlen Sie deutlich das Sitzbein. Bearbeiten Sie diesen Bereich gezielt mit Fingerzirkelungen ein- bis zweimal.

Nehmen Sie sich nun wieder die Gesäßmuskeln vor. Führen Sie Handzirkelungen mit verstärktem Druck durch, um mit der Massage in die Tiefe zu kommen. Beginnen Sie die Zirkelungen außen in Oberschenkelhöhe, und massieren Sie hüftwärts. Streichen Sie dann zurück und setzen eine Handbreit höher neu an, bis Sie den gesamten Gesäßmuskel bearbeitet haben. Streichen Sie die so bearbeiteten Muskeln anschließend aus.

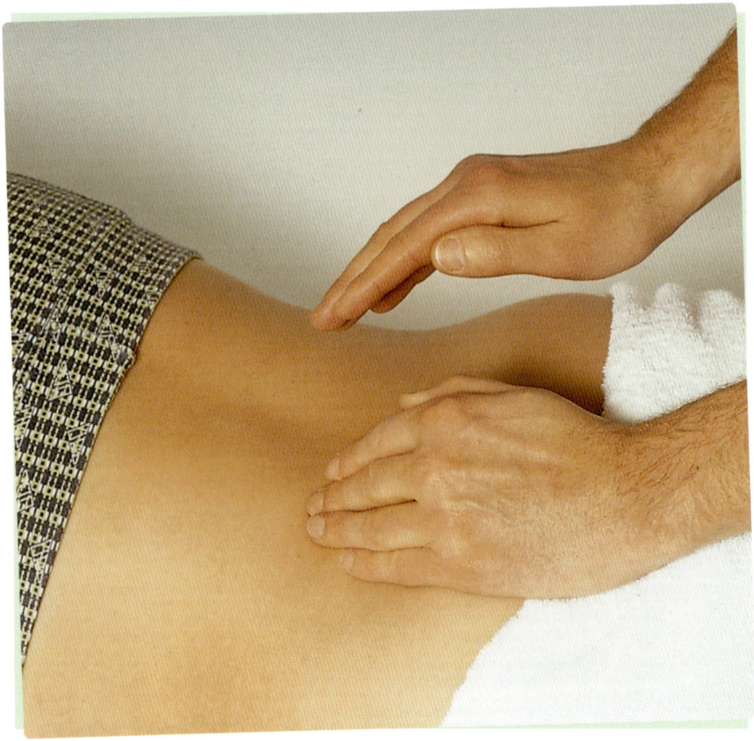

Klatschungen können Sie auch für die Massage des Gesäßes anwenden.

Klatschung

Formen Sie dazu Ihre Hände hohlrund, Finger und Daumen bleiben geschlossen. Nun lassen Sie die Hände mit festen Handgelenken in schnellem Wechsel mit geringem Druck auf die Muskeln schlagen. Dabei sollte ein dumpfer Laut zu hören sein. Führen Sie die Klatschungen etwa 60 Sekunden durch.

Legen Sie eine oder beide Hände auf eine Gesäßhälfte. Greifen Sie anschließend mit leicht gespreizten Fingern einen Muskelbereich. Die Lockerung des Muskels erfolgt wie beim Oberschenkel mittels einer Schüttelung, bei der Sie den Muskel etwa zehn Sekunden festhalten.

Zum Abschluss streichen Sie in der Mitte des Oberschenkels beginnend den Gesäßmuskel ein- oder beidhändig aus und ziehen in Hüfthöhe nach außen. Wiederholen Sie diese Streichung zwei- bis viermal. Wechseln Sie dann zur anderen Seite.

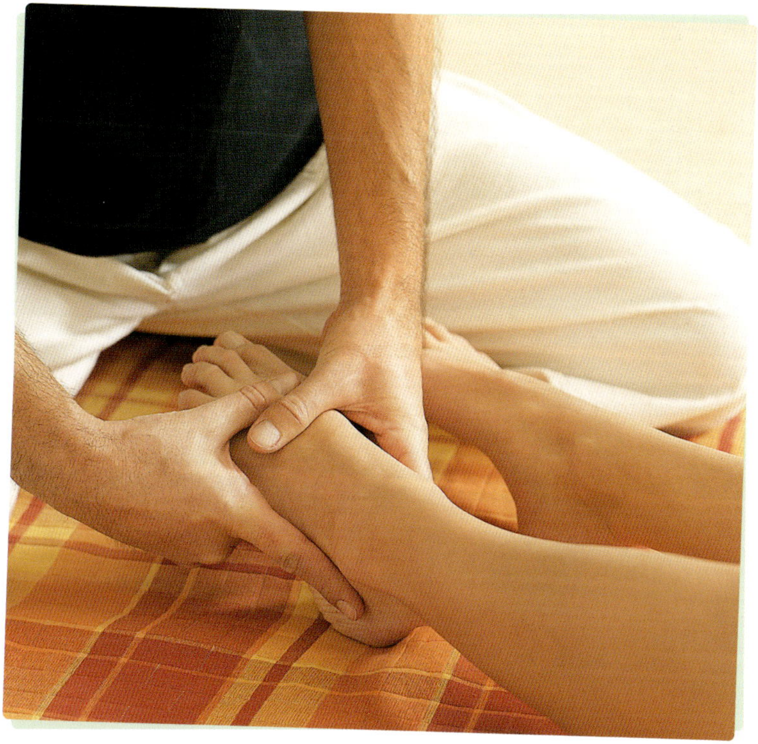

Die Massage von gelenknahem Gewebe verhindert Altersbeschwerden von Gelenken und Bändern.

Massage der Beine und Füße (Vorderseite)

Platzieren Sie sich vor die Füße und schauen den Partner an. Die einleitende Streichung beginnen Sie am Fußknöchel und streichen fünfmal beidhändig hoch bis zum Beinende.
Bei den Füßen streicht man hauptsächlich den Fußrücken. Die Streichung beginnt bei den Zehen und verläuft bis zu den Knöcheln.
Mit einer Streichung der Fingerbeeren ziehen und schieben Sie zwischen den Zehenstrahlen des Fußrückens mit kräftigem Druck von den Zehen in Richtung Sprunggelenk und wieder zurück. Beide Streichungen werden beidseitig vier- bis sechsmal angewendet.
Streichen Sie nun mit geraden oder drehenden Strichen jeden Zeh mit Daumen, Zeige- und Mittelfinger aus. Mit einer Hand ziehen Sie den entsprechenden Zeh leicht zur Seite und halten ihn fest.

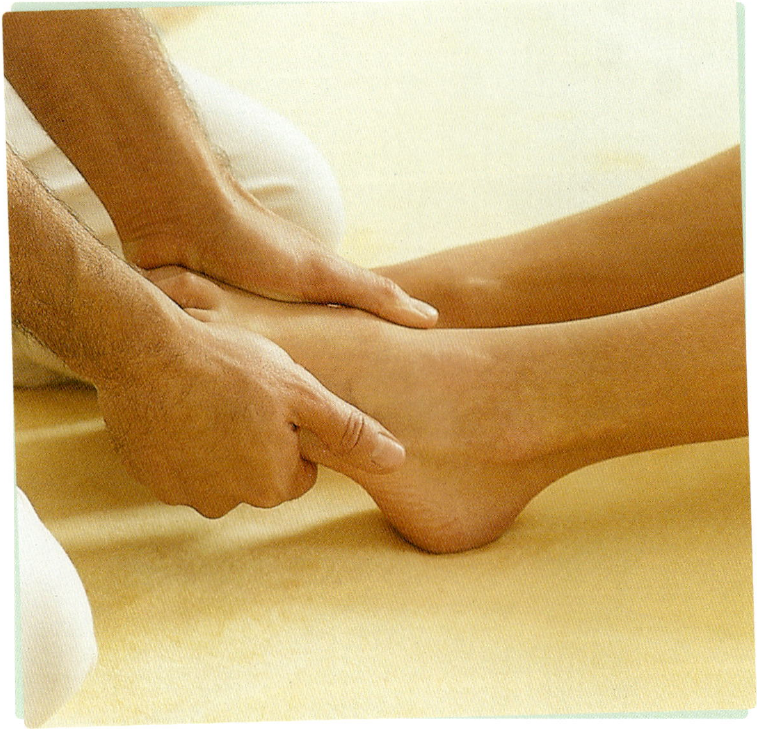

Das Quergewölbe des Fußes wird mit Daumen und Handballen massiert.

Fingerstreichungen

Zunächst wird das Quergewölbe des Fußes bearbeitet, um es zu mobilisieren. Umfassen Sie den Fuß – Daumen und Handballen liegen oben auf, und die Finger drücken von unten dagegen. Die Daumen biegen die Fußränder leicht nach unten. In der Endposition zehn Sekunden halten und die Anwendung zwei- bis viermal wiederholen.

Streichen Sie mit einer Hand den Fußrücken von den Zehen über das Sprunggelenk hinaus bis zum Knie aus. Es folgen kreisende Reibungen um die Innen- und Außenknöchel des unteren Schien- und Wadenbeines. Arbeiten Sie ein- oder beidhändig vom Außenknöchel quer über den Fuß hinweg zum inneren Knöchel.

Konzentrieren Sie sich jetzt auf die Muskeln, die sich in unmittelbarer Nähe des Schienbeines befinden. Eine Hand liegt am Innenknöchel, die andere führt Fingerstreichungen mit

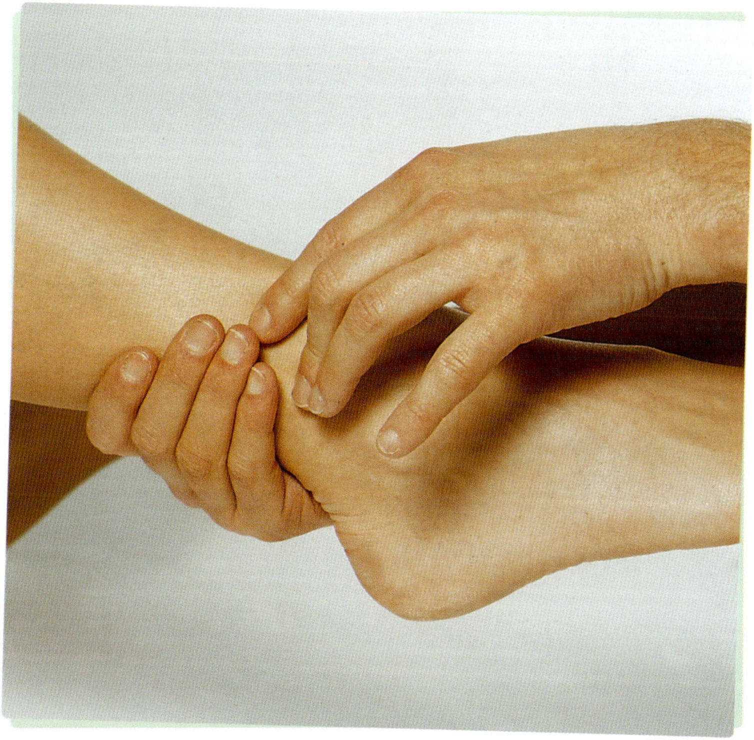

Bei der Massage der Schienbeinmuskulatur werden Zeige- und Mittelfinger oberhalb des Außenknöchels angesetzt.

den mittleren Fingern aus. Vom Außenknöchel beginnend wird kräftig über den kurzen und langen Wadenbeinmuskel sowie den vorderen Schienbeinmuskel an der Außenseite des Schienbeines in Richtung Knie gestrichen. Die streichenden Finger zeigen zum Knie, der Daumen ist angelegt. Am Wadenbeinköpfchen wird die Hand geöffnet, der Daumen streicht auf der Innen- und die restlichen Finger auf der Außenseite zurück.
Wiederholen Sie diese Prozedur zwei- bis viermal.

Daumenzirkelung

Die Schienbeinmuskeln werden nun durch Fingerzirkelungen in der Tiefe gelockert. Dazu setzen Sie Zeige- und Mittelfinger oberhalb des Außenknöchels an der Schienbeinaußenseite an. Die andere Hand umfasst das Bein von unten an der Achillessehne.
Zirkeln Sie dann mit kleinen Bewegungen von außen nach innen zum Schienbein und mit steil gestellter Hand langsam den Muskeln entlang bis zum Knie.

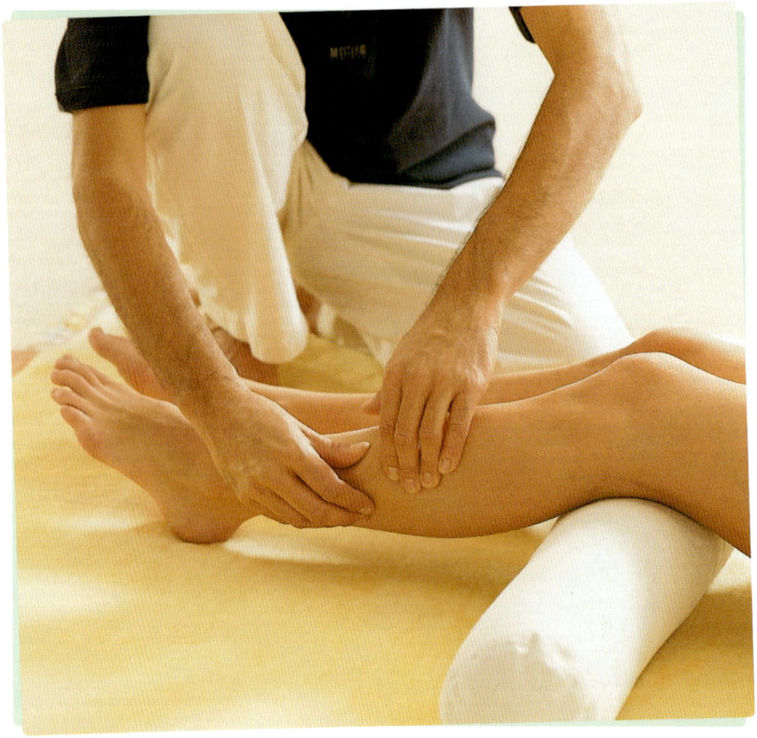

Heben Sie bei der Fingerknetung am Schienbein den Muskel mit den Fingern ab und schieben mit dem Daumen dagegen.

Fingerknetung

Beginnen Sie am unteren Muskelabschnitt, die Daumen sind schienbeinnah, die Finger geschlossen nach außen angelegt. Mit den Fingern heben Sie den Muskel ein Stück ab und schieben mit dem Daumen dagegen. Die Finger der zweiten Hand ziehen den Muskel gegen den Daumenwiderstand. Die so entstandene Schlangenlinie führen Sie bis fast zum Knie fort. Zweimal wiederholen.

Streichen Sie danach den Unterschenkel leicht aus, und lassen Sie die Überleitungsbewegung über das Knie und den Oberschenkel laufen.

Beide Hände werden an das Kniegelenk gelegt, die Daumen liegen oberhalb der Kniescheibe neben der Kniesehne. Nun streichen Sie mit den Daumenbeeren seitlich an Kniescheibe und -gelenk vorbei, sodass sich die Daumen unterhalb der Kniescheibe treffen. Wiederholen Sie den Griff viermal.

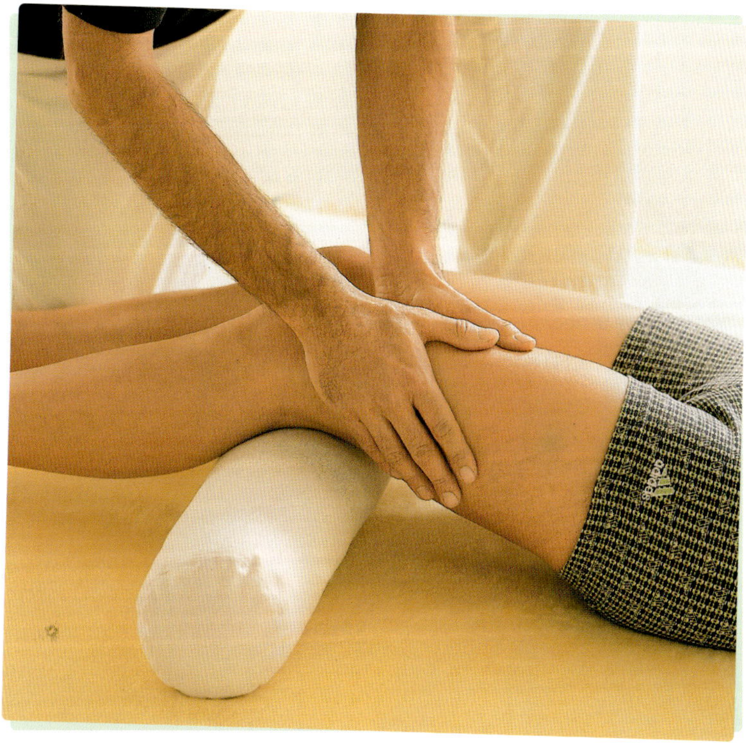

Beidhändig werden die Oberschenkel kräftig ausgestrichen.

Massage des Oberschenkels

Mit zwei oder drei Fingern oder mit den Daumen bearbeiten Sie den gelenknahen Bereich, indem Sie kleine Kreise von oberhalb des Knies nach unten und wieder zurück beschreiben. Wiederholen Sie diesen Vorgang zweimal.

Mit beiden Händen wird jetzt die Oberschenkelmuskulatur kräftig ausgestrichen. Die Hände werden beidseitig oberhalb des Knies angelegt und gleiten langsam und mit kräftigem Druck über die gesamte Länge des Oberschenkels. Viermal wiederholen.

Begeben Sie sich jetzt an die Außenseite des Oberschenkels. Mit Längsknetungen am vierköpfigen Muskel fahren Sie fort. Die Finger liegen rechts und links neben dem Muskel, die Daumen nebeneinander oder aufeinander in der Mitte. Sie arbeiten sich langsam über die Länge des Muskels vorwärts, streichen nach und wiederholen dies zweimal.

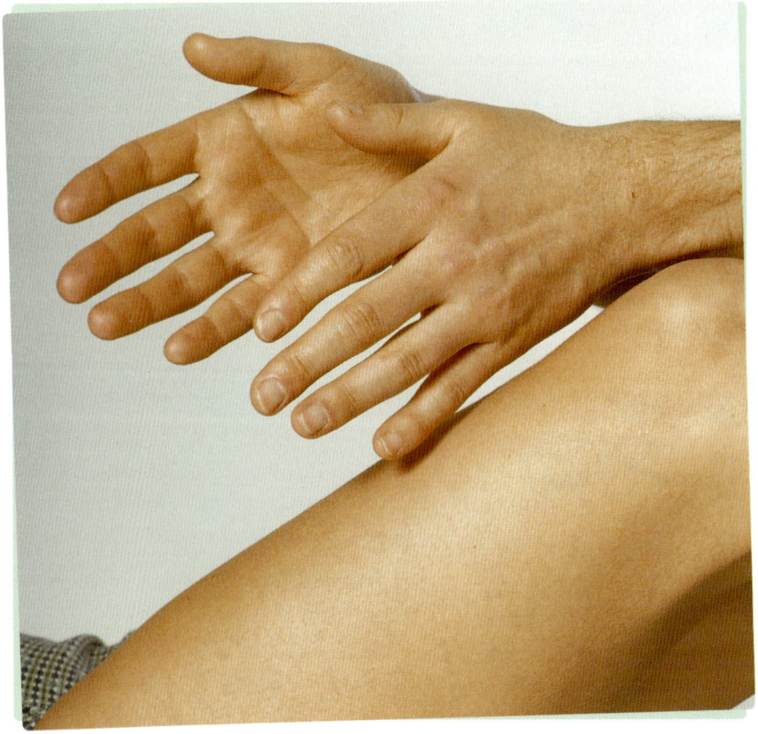

Bei den Hackungen führt die gespreizte Hand einen leichten, klopfenden Druck auf die entsprechenden Muskelpartien aus.

Wringung und Rollung

Für das Wringen legen Sie eine Hand entfernt, die andere nah auf den Muskel. Ziehen Sie die entferntere Hand mit Druck zu sich heran, die andere drückend von Ihnen weg.
Stellen Sie den Fuß des massierten Beines auf, sodass der Oberschenkel gut zugänglich ist. Dieser wird umfasst, die Daumen liegen oben, und die leicht gespreizten Finger weisen nach unten. Bewegen Sie die Hände möglichst weit hin und her.

Hackung

Um den Muskeltonus leicht zu erhöhen, wenden Sie am besten Hackungen an. Mit einer Hand wird die Bewegung eingeleitet, indem die Hand mit lockerem Handgelenk mit dem kleinen Finger zuerst auf den Muskel trifft, wobei die Finger schließen und die Hand abprallt. Im schnellen Wechsel gehen Sie am Muskel entlang. Zweimal wiederholen.
Ein letztes Ausstreichen rundet die Beinmassage ab. Wechseln Sie dann die Beinseite.

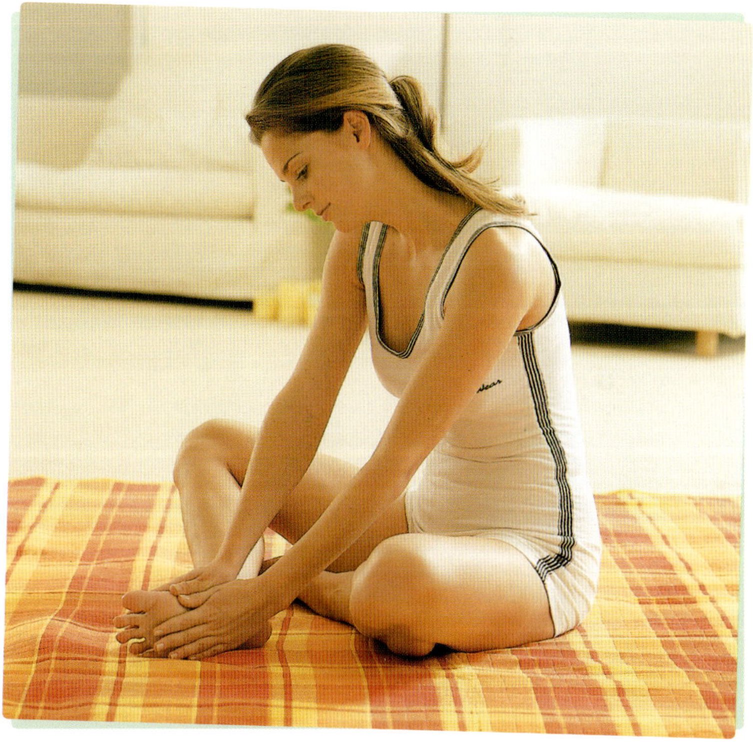

Einleitende Streichungen der Beine und Füße eröffnen die Selbstmassage.

Selbstmassage der Beine und Füße

Beim einleitenden Ausstreichen sollte das Bein mindestens auf Sitzhöhe sein. Noch günstiger ist es, die Rückenlage einzunehmen und die Ferse auf einen Stuhl zu legen. Zur weiteren Massage setzen Sie sich auf den Boden oder auf einen Stuhl. Beugen Sie ein Bein so weit, dass Sie auch die Füße erreichen können. Anfangen sollten Sie mit dem mehrmaligen Ausstreichen des ganzen Beines vom Fuß über die Wade bis zur Rück- und Innenseite des Oberschenkels.

Die Fußmassage beginnt mit Hand- und Fingerstreichungen des Fußrückens und der Fußränder. Die Hände umfassen den Fuß, beide Daumen liegen auf der Oberseite. Streichen Sie mit angenehmem Druck von den Zehen in Richtung Ferse und lassen Sie die Hände zurückgleiten. Viermal wiederholen.

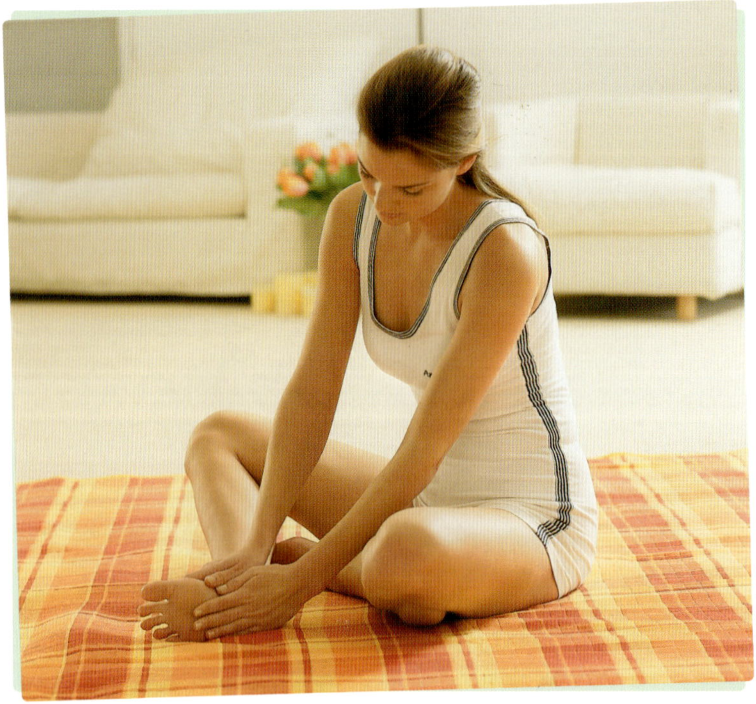

Die Zehenstrahlen werden mit nur mäßigem Druck in Richtung des Schienbeins ausgestrichen.

Fingerstreichungen

Für die Fingerstreichungen der Zehenstrahlen ziehen Sie die gleichseitige Hand mit leicht gespreizten Fingern in den Zehenstrahlen langsam zum Beginn des Schienbeines. Vier- bis sechsmal wiederholen. Es folgen Zirkelungen der Zehengrundgelenke und Zehenstrahlen.
Die kräftigen Streichungen des Fußrückens und der Fußränder führen Sie wie eingangs durch, verstärken aber den Druck.
Nun folgen Zirkelungen des Knöchelbereiches. Zwischenstreichungen des Fußrückens und der Fußränder schließen sich an. Danach sind kräftige Streichungen der Fußsohle mit dem Handballen oder der Faust an der Reihe. Vier- bis sechsmal wiederholen.
Es schließen sich Hand- und Knöchelstreichungen im Bereich der Fußsohle und Fußränder an. Danach werden Fingerstreichungen der Achillessehne durchgeführt. Zwischen Daumen und Zeigefinger wird die Achillessehne vom Fersenbein in Richtung Wadenmuskulatur ausgestrichen. Die Finger zeigen dabei zur Ferse.

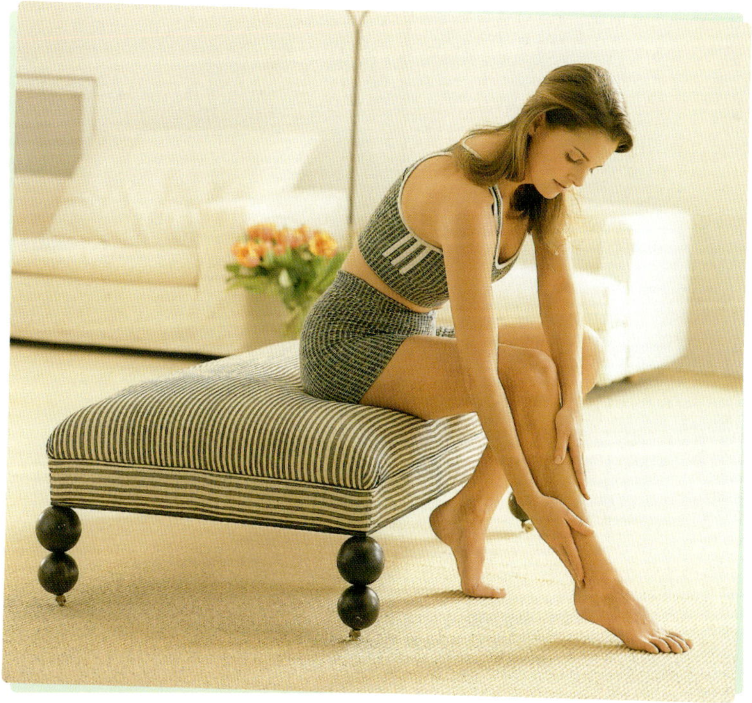

Streichungen und Zirkelungen kommen auch bei der Beinmassage zur Anwendung.

Massage der Beinrückseite

Beginnen Sie mit einer Beidhandstreichung der Beinrückseite. Legen Sie alle Fingerkuppen beidseitig an die Achillessehne, und streichen Sie hoch bis zum Anfang der Wade. Die Hände umschließen den Wadenmuskel und gleiten bis zur Kniekehle (viermal).

Genauso bearbeiten Sie die Vorderseite des Unterschenkels. Mit mittlerem Druck werden die Muskeln gegen das Schienbein ausgedrückt und in Richtung Knie ausgestrichen. Legen Sie die innere Hand an das untere Schienbeinende, der Handballen liegt auf dem Schienbein, die Finger fassen die Muskeln. Die zweite Hand folgt der ersten. Wechselstreichung mit jeder Hand viermal wiederholen.

Es folgen Längsknetungen der Wadenmuskulatur. Die Zeigefinger liegen mit den Spitzen nach unten seitlich neben dem Schienbein. Die restlichen Finger sind geschlossen, die Daumen befinden sich oberhalb der Achillessehne in der Mitte am Wadenmuskel. Die Hände wandern viermal knetend aufwärts.

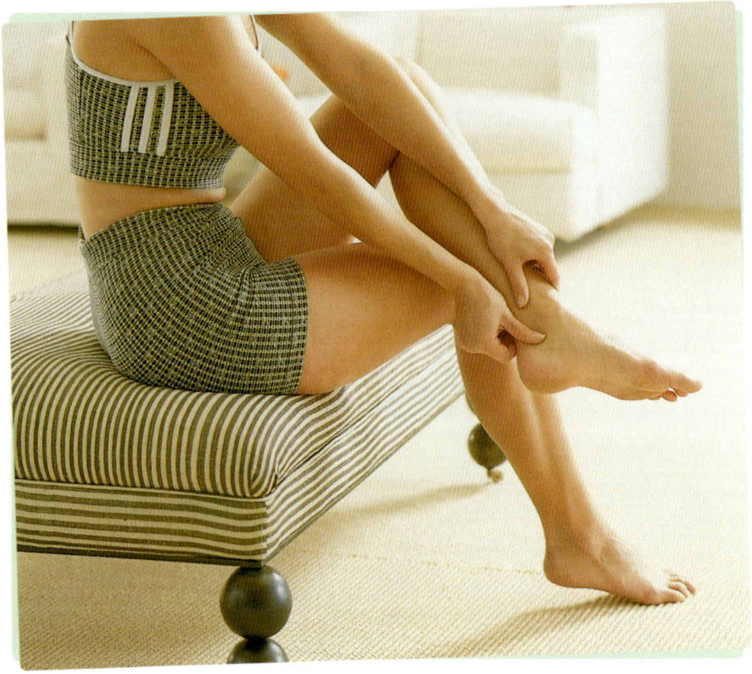

Die Achillessehne wird zwischen Daumen und Zeigefinger hin- und herbewegt.

Fingerzirkelung und -streichung

Fahren Sie jetzt mit Fingerzirkelungen im nahen Knöchelbereich fort. Arbeiten Sie ein- oder beidhändig vom Knöchelrand über den Fußrücken auf die Achillessehne zu. Direkt am Knochen sollten Sie den Druck mindern. Massieren Sie diesen Bereich zwei- bis dreimal.

Am Fersenbein beginnen Sie mit mittlerem bis starkem Druck. Streichen Sie zwei- bis viermal an der Achillessehne entlang bis zum Beginn der Wadenmuskulatur. Für die folgenden Zirkelungen nehmen Sie die Achillessehne zwischen Daumen und Zeigefinger und beginnen oberhalb des Fersenbeines die Sehne zwischen den Fingern hin- und herzureiben. Dabei wandern Sie nach oben bis zum Muskel. Das können Sie mindestens zweimal wiederholen.

Diese Massagetechnik wird in der Nähe des Schienbeines fortgesetzt. Beginnen Sie wieder seitlich oberhalb der Fußknöchel. Innen arbeiten Sie sich mit kräftigem Druck und kreisenden oder geraden Bewegungen der Daumen in Richtung Knie vor. Hier genügt zweimaliges Wiederholen.

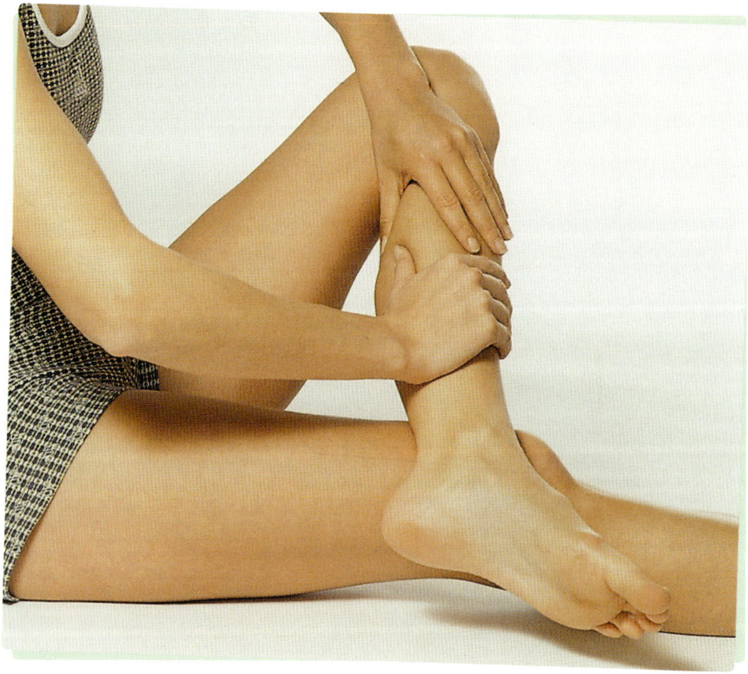

Auch hartnäckige Verhärtungen der Wadenmuskulatur lassen sich mit Querknetungen lockern.

Knetungen

Es schließt sich die Querknetung der Wadenmuskulatur an. Dazu legen Sie das Bein, das massiert werden soll, quer über das andere, sodass der Fußknöchel auf dem Oberschenkel aufliegt und die Innenseite des übergeschlagenen Beines nach oben zeigt.

Von Fingerknetungen an der Achillessehne gehen Sie zur Beidhandknetung der Wadenmuskeln über. Greifen Sie dabei viel Muskelmasse. Kneten Sie den gesamten Muskel gut durch, und wiederholen Sie den Griff mindestens zweimal. Wenn sich die Muskeln als besonders verhärtet erweisen, können Sie den Druck dadurch verstärken, dass Sie die massierende Hand mit der anderen Hand beschweren. Massieren Sie so lange, bis Sie eine deutliche Lockerung der Muskeln spüren.

Die abschließende Streichung des Unterschenkels lassen Sie in sanften Bewegungen bis zur Hüfte auslaufen. Dieser Vorgang sollte zwei- bis viermal wiederholt werden und ist eine optimale Überleitung zur nun folgenden Selbstmassage des Oberschenkels.

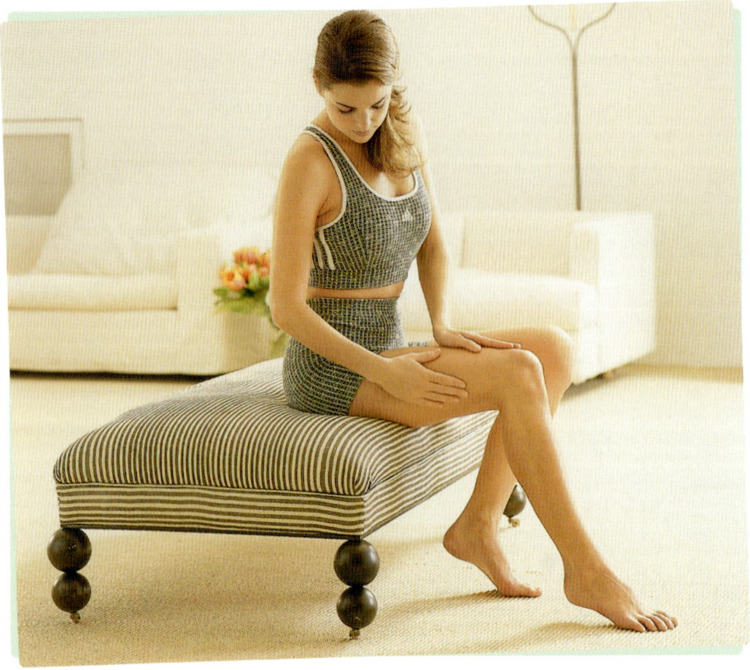

Die Beidhandstreichungen beginnen mit sanftem Druck, den Sie von Streichung zu Streichung verstärken.

Massage des Oberschenkels

Sie beginnen mit kräftigen Beidhandstreichungen der Oberschenkel von der Kniescheibe hin zur Leiste bzw. der Kniekehle bis zur Gesäßfalte. Jede Streichung viermal wiederholen.

Greifen Sie mit einer Hand gleichseitig an der Außenseite des Oberschenkels knapp oberhalb der Kniekehle in die Muskulatur. Die Finger zeigen nach innen, Daumen und Daumenballen liegen außen an. Greifen Sie tief in die fühlbare Muskelrille zwischen dem zweiköpfigen Oberschenkelmuskel und dem Halbsehnenmuskel. Nun ziehen Sie mit den Fingern ein Stück Muskel von seiner Unterlage weg und drücken mit dem Daumenballen kräftig dagegen. Wandern Sie langsam mit der Hand am zweiköpfigen Muskel entlang, und wenden Sie die Einhandknetung an, die Sie mindestens zweimal wiederholen.

Wechseln Sie zur Innenseite, und wechseln Sie auch die massierende Hand. Greifen Sie eine halbe Handbreite oberhalb der Kniekehle mit den Fingern den Halbsehnenmuskel, und massieren Sie ihn wie gerade beschrieben zwei- bis viermal.

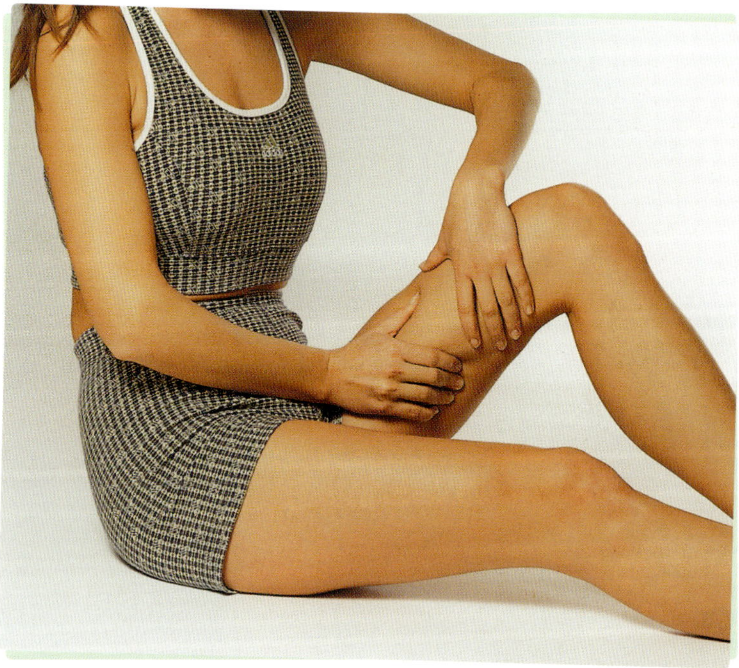

Zur Lockerung wird der Oberschenkel mit rhythmischen Querknetungen massiert.

Beidhändige Querknetung

Die beidhändige Querknetung bearbeitet die Adduktoren an der Innenseite des Oberschenkels. Sitzen Sie auf dem Boden, lassen Sie das Bein einfach mit abgewinkeltem Knie ein wenig zur Seite fallen. Sitzen Sie erhöht, rutschen Sie nach vorne an den Stuhlrand, und heben Sie die Ferse leicht an. Dadurch ist die zu massierende Oberschenkelmuskulatur entspannt.

Legen Sie beide Hände mit den Fingern nach unten nebeneinander an die Innenseite des Schenkels, die abgespreizten Daumen zeigen zueinander. Setzen Sie dann oberhalb des Knies mit dem Massagegriff an. Arbeiten Sie im Wechsel und rhythmisch gegeneinander. Eine Hand zieht den Muskel mit den Fingern heran, der Daumen bzw. der Daumenballen der anderen Hand schiebt dagegen. Die Hände wandern durch die wechselseitige Knetbewegung am Muskel entlang und schieben einen Muskelwulst in Schlangenlinien mit. Wiederholen Sie die Knetung zwei- bis viermal.

Bevor Sie zur Längsknetung übergehen, streichen Sie den Oberschenkel aus.

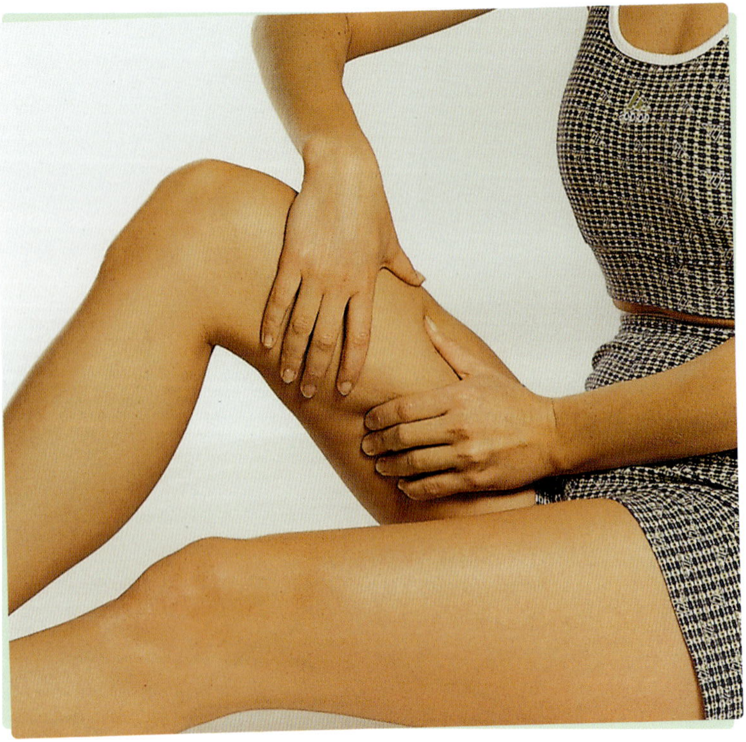

Bei der Knetung des Oberschenkels ist die V-Stellung der Hände wichtig.

Beidhändige Längsknetung

Beide Hände werden seitlich kurz über dem Knie an den Oberschenkel gelegt. Die Daumen liegen, ein umgedrehtes »V« bildend, an der Vorderseite auf. Die Hände drücken seitlich gegen die Schenkelseiten und heben so den geraden Muskel in der Mitte ein wenig ab, der von den Daumen gegen den Knochen gedrückt wird. Die Hände wandern mit kleinen Kreisbewegungen bis zur Leistenbeuge. Wiederholen Sie diesen Griff zweimal.

Einhandknetung

Diesen Griff beginnen Sie jeweils vom Knie und führen ihn in Richtung Leiste bis zur Mitte des Oberschenkels und außen bis fast zur Hüfte mit der gleichseitigen Hand durch. Am inneren Muskel schiebt hauptsächlich der Daumen gegen die heranziehenden Finger. Den äußeren Muskel ziehen Sie mit den nach unten weisenden Fingern seitlich nach oben und drücken mit dem Daumen kräftig dagegen.

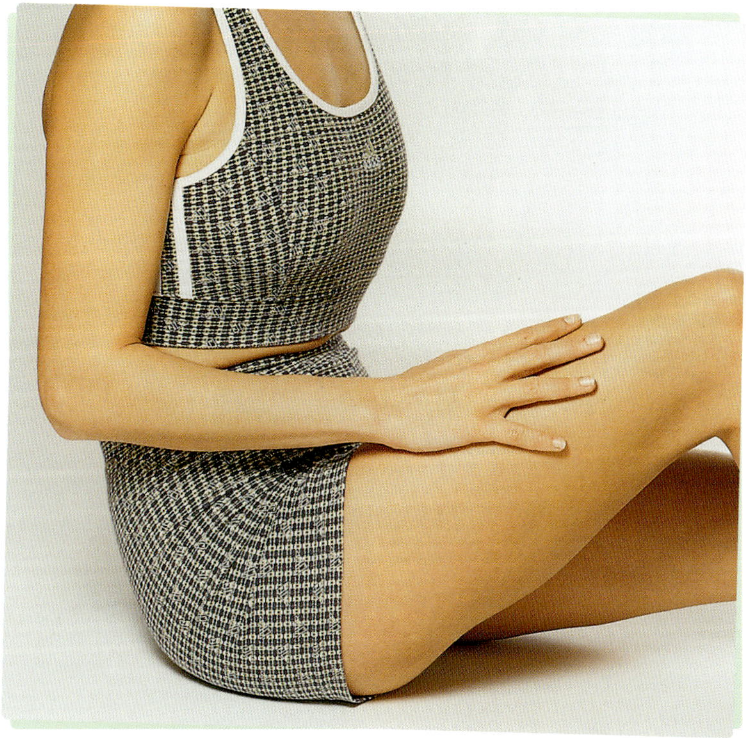

Der Muskel wird durch schnelles Hin- und Herbewegen der aufgelegten Hand geschüttelt.

Einhandschüttelungen

Einhandschüttelungen an der Vorder- und Rückseite dienen der Lockerung der gesamten Muskelgruppe. Legen Sie eine Hand mit leicht gespreizten Fingern auf den Oberschenkel, und schütteln Sie dann den Muskel durch schnelles Hin- und Herbewegen der Hand bei nur leicht stabilisiertem Handgelenk.

Den gleichen Griff verwenden Sie an der Unterseite, nur steht hier die schüttelnde Hand bei ebenfalls leicht mitschwingendem Handgelenk quer. Sie können mit der gleichseitigen Hand von außen oder mit der Gegenhand von der Innenseite aus schütteln.

Zum Abschluss dieser Selbstmassage wird das Bein noch einmal über die ganze Länge mit leichtem bis mittlerem Druck ausgestrichen. Wiederholen Sie dies zwei- bis viermal. Danach beginnen Sie mit der Beinmassage für das andere Bein.

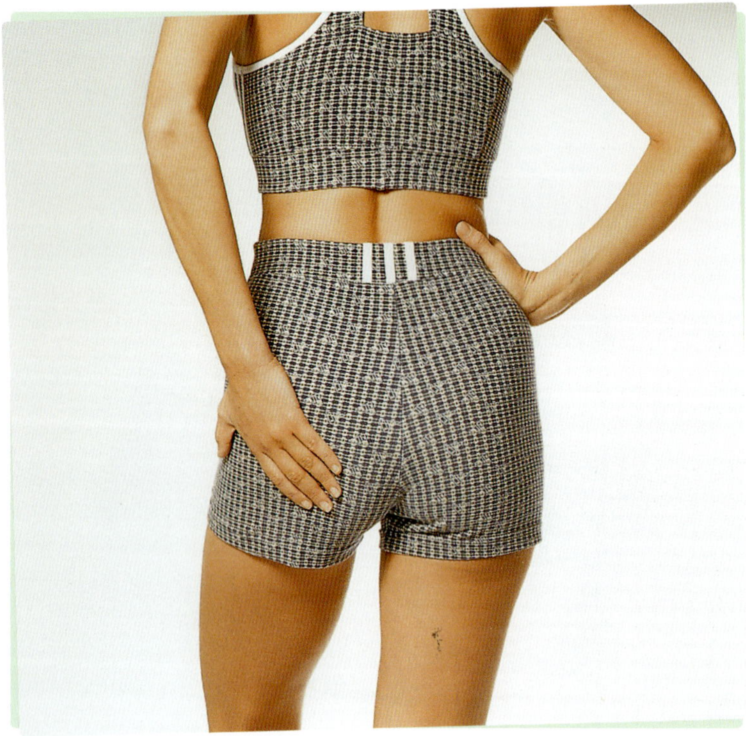

Die Gesäßmassage können Sie im Liegen oder im Stehen durchführen. Hier sehen Sie die Position im Stand.

Gesäßmassage

Eine Massage zur Lockerung der Gesäßmuskeln sollten Sie bei entspannter Muskulatur durchführen. Sie haben zwei Möglichkeiten: Im Stand verlagern Sie das Körpergewicht auf das Bein, das Sie nicht massieren, und heben die andere Ferse leicht an. Sollten Sie unsicher stehen, halten Sie sich mit einer Hand fest. Im Liegen gehen Sie in die Rückenlage, winkeln die Knie bis etwa 100 Grad an und legen ein Knie seitlich ab.

Streichen Sie viermal mit der gleichseitigen Hand, zunächst mit leichtem Druck, den Gesäßmuskel vom Sitzbein hoch zum Beckenkamm und dann nach außen. Wiederholen Sie diese Streichung mit zunehmend stärkerem Druck noch vier- bis sechsmal.

Beginnen Sie die folgenden Einhandknetungen einer Gesäßhälfte zunächst mit leichtem bis mäßigem Druck, gehen dann aber allmählich zu stärker werdendem Druck über.

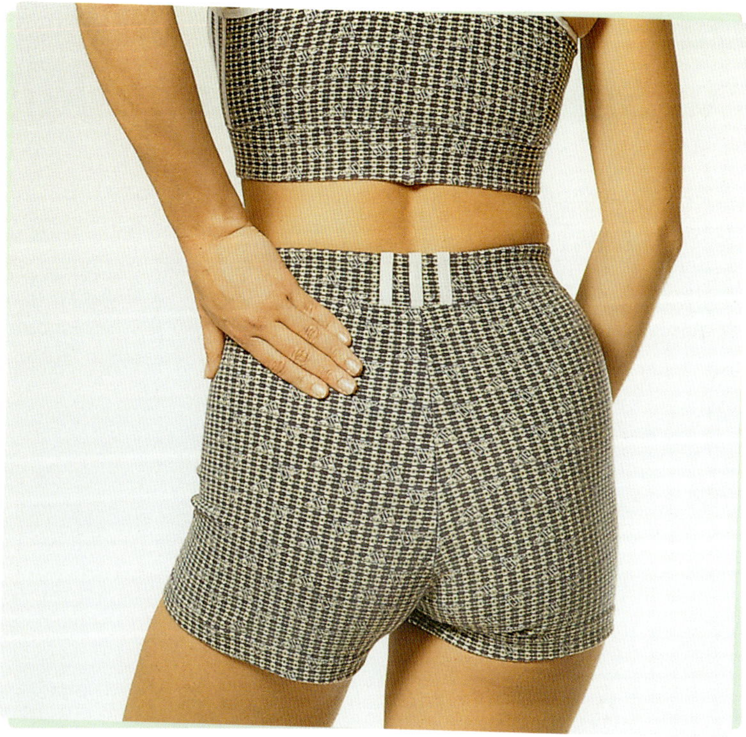

Für die Fingerzirkelung am Gesäß ist die Hand quergestellt, die Finger zeigen nach innen.

Fingerzirkelung

Mit Fingerzirkelungen am Beckenkamm von innen nach außen fahren Sie fort. Die Hand ist quer gestellt, die Finger zeigen zur Wirbelsäule, die Kleinfingerseite nach oben, und der Daumen ist abgespreizt. Nach der Zirkelung streichen Sie den Bereich zum äußeren Hüftknochen aus. Zweimal wiederholen.

Am unteren Rand des Gesäßmuskels fühlen Sie deutlich das Sitzbein. Bearbeiten Sie es gezielt ein- bis zweimal mit Fingerzirkelungen.

Schüttelung

Legen Sie eine Hand auf eine Gesäßhälfte. Greifen Sie mit leicht gespreizten Fingern einen Muskelbereich. Schütteln Sie nun den Muskel zwischen Fingern und Daumen durch lockere Seitwärtsbewegungen der Hand, bei denen das Handgelenk mitschwingt.

Zum Abschluss streichen Sie den Gesäßmuskel von der Mitte des Oberschenkels ausgehend bis in Hüfthöhe aus, was Sie zwei- bis viermal wiederholen.

Das Aktivprogramm zur Stärkung der Armmuskulatur

Außer durch seinen aufrechten Gang unterscheidet sich der Mensch auch durch die Greiffunktion der Hände von anderen Lebewesen. Die Arm- und Handmuskulatur ist heutzutage weniger belastet, es sei denn, es liegt eine einseitige Überlastung vor. Das macht sich dann durch Muskelschmerzen oder -verspannungen bemerkbar. Man konstatiert allerdings eher Gelenkbeschwerden, denn unsere Gelenke können aufgrund von mangelnder Bewegung in ihrer ursprünglichen Funktion stark eingeschränkt sein.

Die Massage der Arme erfolgt je nach Abschnitt mit unterschiedlichen Griffen. Die Muskeln müssen in ihrer gesamten Länge erfasst werden. An den Gelenken und deren Umgebung sind Streichungen zu bevorzugen, da hier nur oberflächlich gearbeitet werden sollte.

Eine Handmassage wirkt besonders entspannend, weil die Hände wie auch die Füße über Reflexverbindungen zu anderen Organen verfügen. Verwenden Sie nur wenig Öl, um eine bessere reflektorische Wirkung zu erzielen.

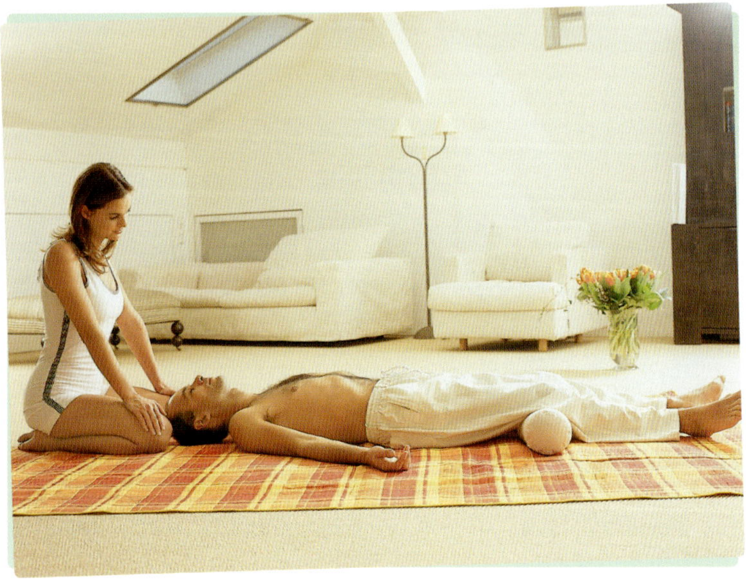

Für die Armmassage legt sich der Massierte auf den Rücken, die Arme ruhen entspannt auf einer Unterlage.

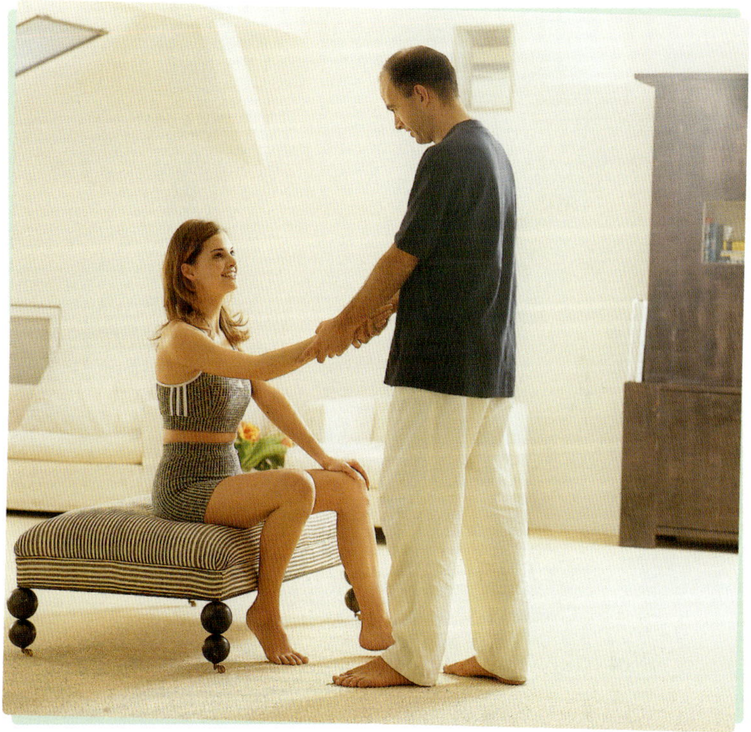

Die Ausstreichung der Arme bereitet Arm und Hände auf die anstehende Massage vor.

Partnermassage gegen Armbeschwerden

Der Partner sollte eine bequeme Lage einnehmen. Im Sitzen ist es besser, den Arm, der massiert wird, abzustützen. Im Liegen ist die Entspannung fast automatisch gegeben. Wählen Sie die Massageposition nach Belieben und entsprechend den örtlichen Bedingungen aus. Setzen oder stellen Sie sich so, dass die Hand bzw. der Arm des Partners gut zu fassen sind.

Beginnen Sie die Massage mit der einleitenden Ausstreichung des gesamten Arms. Heben Sie dazu den Arm des Partners an, indem Sie seine Hand nehmen. Umfassen Sie mit der massierenden Hand das Handgelenk und streichen mit leichtem Druck sechsmal von dort den Arm über die gesamte Länge aus. Danach wechseln Sie zur Handmassage des gleichen Arms.

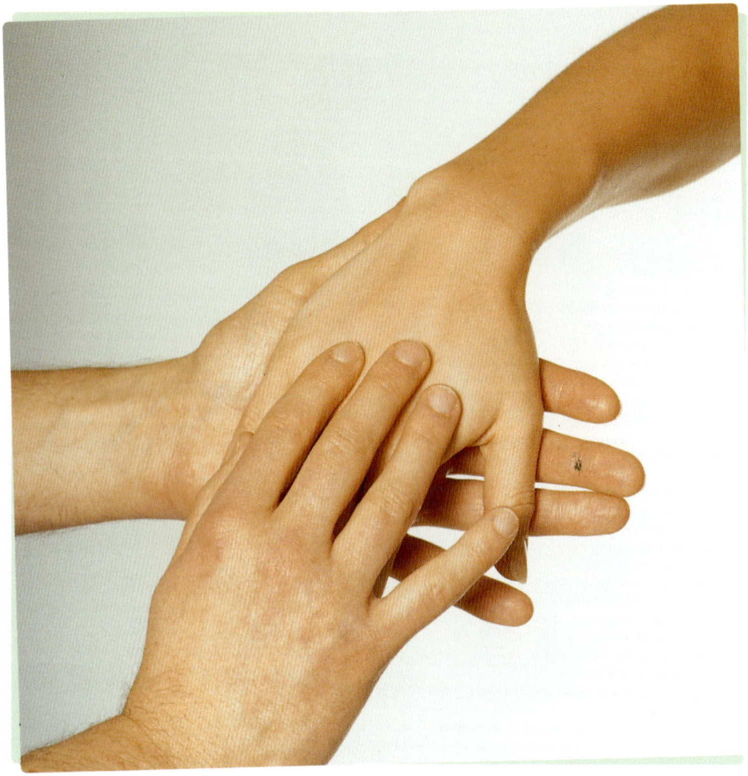

Streichungen in den Fingerstrahlen des Handrückens sollten Sie mit zunehmendem Druck ausführen.

Fingerstreichung

Die Handmassage beginnt mit einer Fingerstreichung. Zuerst streichen Sie die Finger einzeln aus, wobei Sie mit einer Hand den zu bearbeitenden Finger zwischen Daumen und Zeigefinger halten. Der ausgeübte Druck wird zunehmend stärker. Der Finger wird mit Daumen und Zeige-, manchmal auch zusätzlich mit dem Mittelfinger, umfassend von der Fingerbeere zur Mittelhand ausgestrichen.

Legen Sie die Hand des Partners in Ihre freie Hand, Innenseite auf Innenseite, und beginnen Sie mit der anderen in den Fingerstrahlen des Handrückens mit einem oder mehreren Fingern in Richtung Handgelenk zu streichen. Diese Fingerstreichung wiederholen Sie mit zunehmendem Druck viermal und streichen den Handrücken mit der Hand mehrfach in Richtung Gelenk aus.

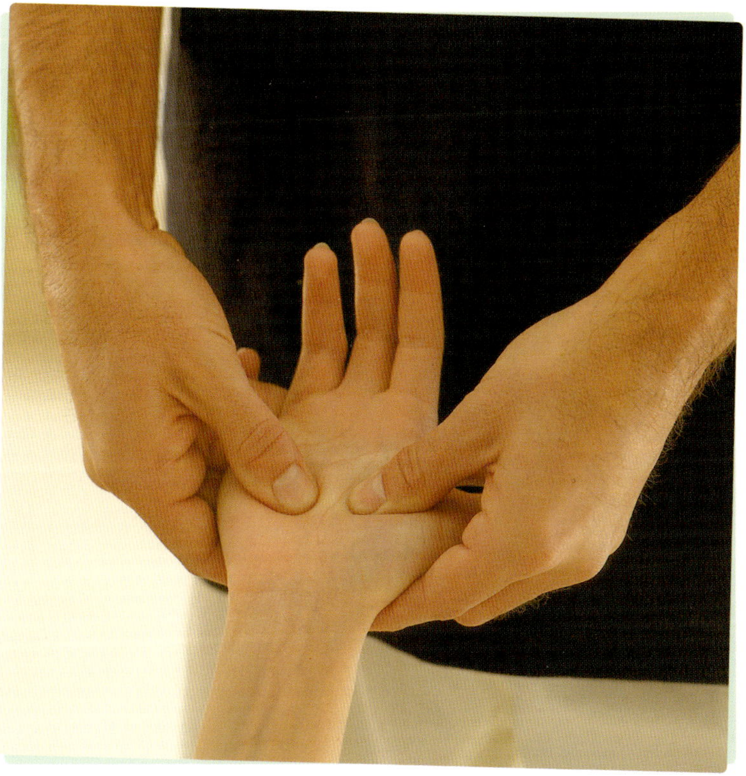

Auch Streichungen des Handtellers werden zunehmend kräftiger ausgeführt.

Daumenstreichung

Ihr Partner dreht die Hand um, der Handteller zeigt nach oben. Streichen Sie mit beiden Daumen zugleich oder im Wechsel mit leichtem bis mittlerem Druck die Handinnenseite aus. Diese Fingerstreichung wiederholen Sie ebenfalls viermal, wobei der Druck mit jeder Streichung ansteigen sollte.

Daran schließen sich Fingerzirkelungen mit dem Daumen bzw. Zeige- und Mittelfinger an. Mit geraden oder kleinen Kreisbewegungen bearbeiten Sie den gesamten Handteller.

Es folgen Fingerknetungen des Handtellers. Sie können die Muskeln und das Gewebe mit dem Zeige-, Mittelfinger und Daumen lockern. Bearbeiten Sie die Zonen intensiv.

Abschließend werden die Handinnen- und -rückseite noch einmal gut ausgestrichen. Danach gehen Sie zur Unterarmmassage über.

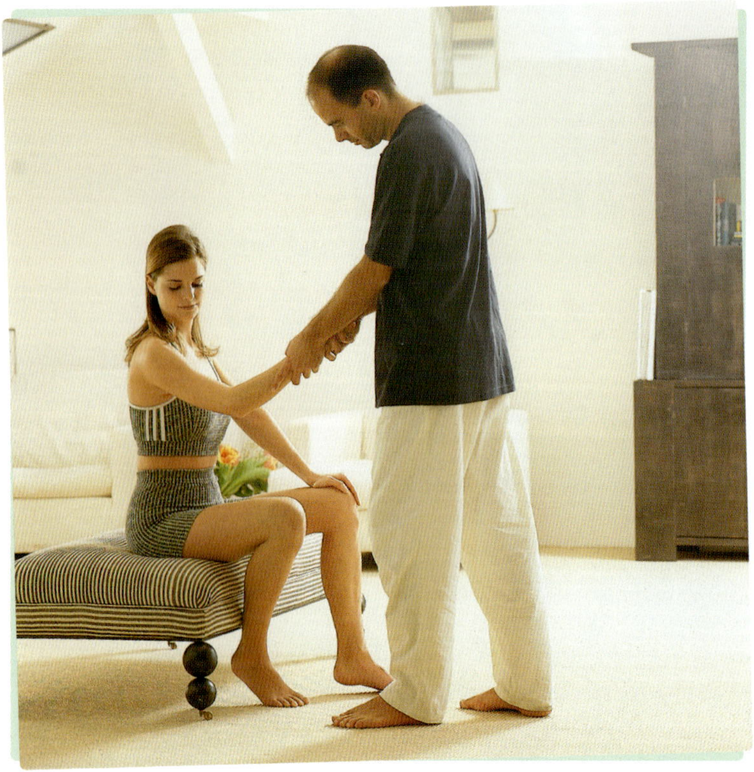

Denken Sie bei der Armmassage daran, immer in Richtung Herz zu massieren, um den Rückfluss des Blutes zu fördern.

Unterarmmassage

Fassen Sie mit Ihrer freien Hand um das Handgelenk der gegenüberliegenden Hand des Partners. Der Daumen ist oben, und die Kleinfingerseite zeigt zum Handgelenk. Streichen Sie mit zunehmendem Druck den Unterarm bis zum Ellbogen hin sechs- bis achtmal aus. Nun kneten Sie mit allen Fingern die gesamte Unterarmmuskulatur, in Richtung Ellbogen. Wiederholen Sie den Griff zweimal.

Noch intensiver in die Tiefe wirken Fingerzirkelungen. Streichen Sie den Unterarm danach zwei- bis viermal leicht aus.

Widmen Sie Ihre Aufmerksamkeit nun dem Ellbogengelenk. Mit einer Hand stützen Sie die Innen- oder Außenseite des Gelenks, das während der Behandlung ein wenig gebeugt wird. Massieren Sie das Gelenk mit leichten Fingerstreichungen und -zirkelungen.

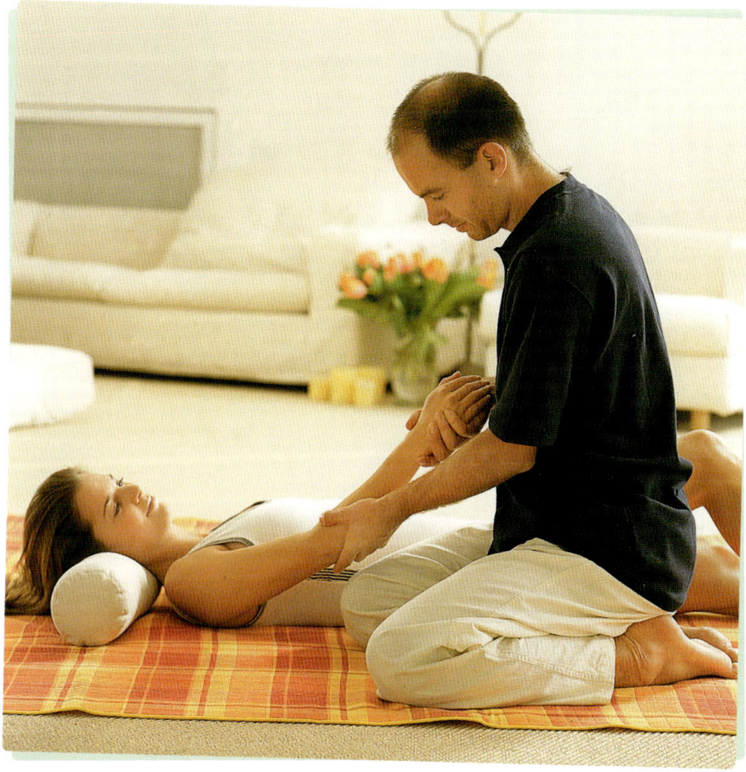

Vergessen Sie nicht, zwischen den einzelnen Massageanwendungen Streichungen durchzuführen.

Oberarmmassage

Einhandstreichungen des gesamten Arms leiten über zum Oberarm, der nun etwa sechsmal kräftig ausgestrichen wird. Dabei liegt der Daumen an der Außenseite an, die Finger umgreifen den Oberarm und halten ihn fest.

Da Sie den Oberarm nicht ganz umgreifen können, wechseln Sie zwischen der geraden Streichung und einer drehend ausgeführten Streichung nach innen und außen.

Der Arm wird so gewendet, dass Sie die Innenseite gut massieren können. Eine Hand hält den Arm am Ellbogen, die andere massiert mit Daumenstreichungen die gesamte Länge der Muskeln. Der Rückweg erfolgt mit lediglich flüchtigem Hautkontakt. Wiederholt wird dieser Griff vier- bis sechsmal, wobei der Daumen bei jeder folgenden Streichung über einen neuen Muskelabschnitt streicht.

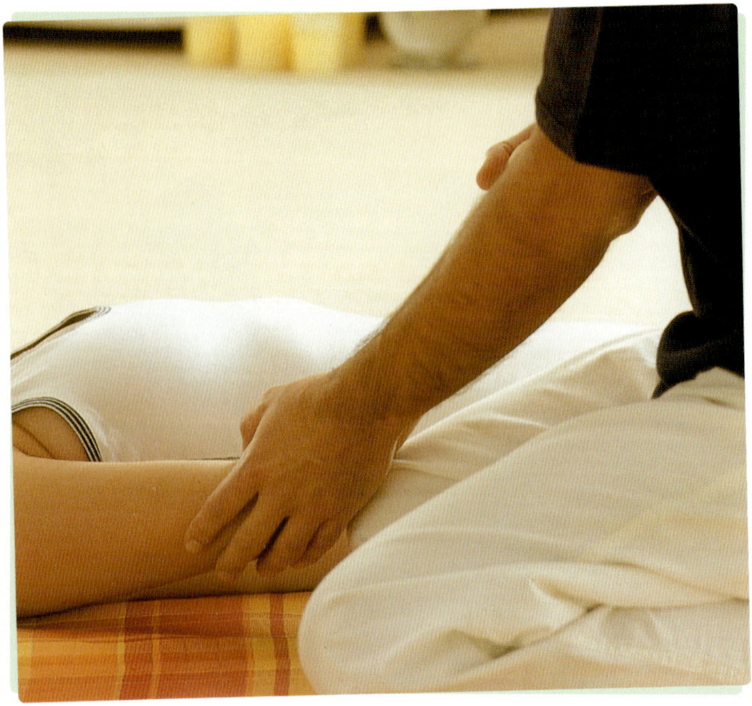

Eine Hand hält den Arm am Ellenbogen, der Daumen der anderen streicht mit Druck über die gesamte Länge der Muskeln.

Daumenstreichungen

An der hinteren Seite des Oberarms ist der dreiköpfige Unterarmstrecker lokalisiert, der für die Streckung des Unterarms verantwortlich ist.

Dieser Muskel wird mit Daumen- oder Fingerstreichungen massiert. Eine Hand hält den Arm am Ellbogen, die andere massiert mit Daumenstreichungen die Muskeln. Der Daumen gleitet mit entsprechendem Druck über die gesamte Länge der Muskeln. Der Rückweg erfolgt dabei nur mit sanftem Hautkontakt zurück in die Ausgangsposition. Sie können den Arm allerdings auch in die Vorhalte nehmen. Wiederholen Sie diesen Griff mindestens viermal.

Die gleiche Massagetechnik wird am Deltamuskel eingesetzt; er ist an allen Armbewegungen beteiligt und somit besonders stark beansprucht. Mit den Daumen lassen sich auch hier die Streichungen gut verabreichen. Wiederholen Sie die Anwendung sechs- bis achtmal.

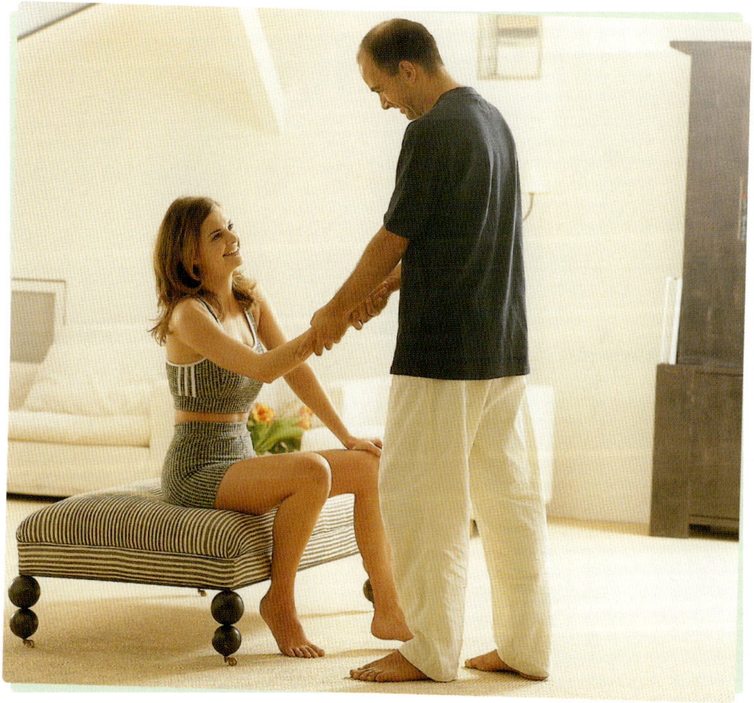

Nach der Fingerknetung führen Sie abschließen Schüttelungen am ganzen Arm durch.

Fingerknetung und Zirkelung

Mit beidhändigen Fingerknetungen massieren Sie nun die Oberarm- und Schultermuskeln. Wenden Sie diesen Griff viermal an.

Nehmen Sie denselben Arm, und greifen Sie ihn beidhändig oberhalb des Ellbogengelenks, sodass die Bizepsseite zu Ihnen zeigt. Die Daumen liegen auf dem Bizepsmuskel auf, die Finger sind auf der Rückseite am Trizeps angelegt.

Führen Sie nun kleine kreisförmige oder geradlinige Zirkelungen über die gesamte Muskellänge aus. Am Muskelende gleiten die Hände in die Ausgangsposition zurück. Nun wird die Rückseite mit Fingerzirkelungen bedacht. Diesen Griff wiederholen Sie zwei- bis viermal. Streichen Sie dann den Oberarm mit leichtem Druck vier- bis sechsmal aus.

Für abschließende Schüttelungen nehmen Sie den massierten Arm des Partners wie bei einer Begrüßung und schütteln ihn leicht und rhythmisch durch. Nehmen Sie sich dann den anderen Arm vor.

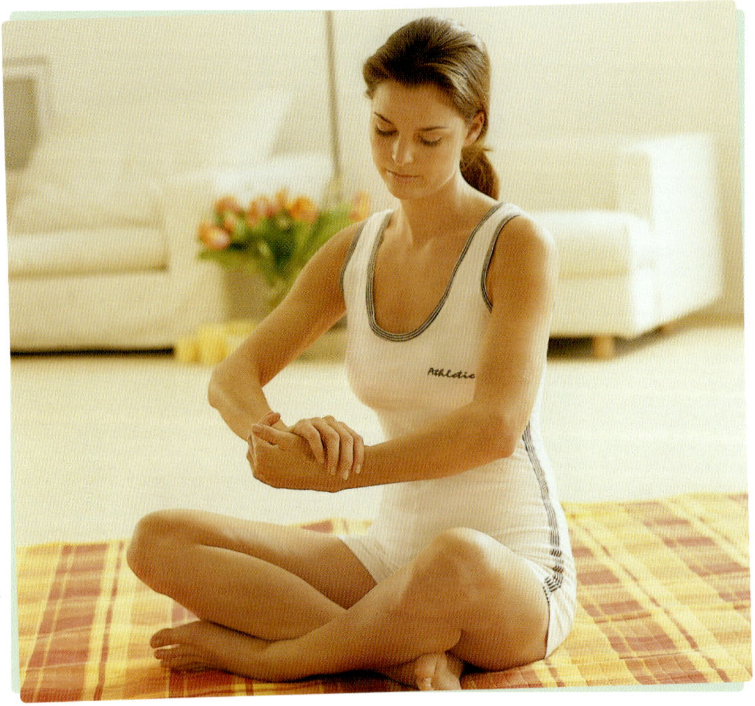

Die Handstreichungen an den Armen sind einigermaßen anstrengend, deshalb empfiehlt es sich, die Massagehand von Zeit zu Zeit zu wechseln.

Selbstmassage der Arme und Hände

Da die Massagetechniken ähnlich sind wie die bei der Partnermassage, wird an dieser Stelle im Wesentlichen nur auf die Unterschiede eingegangen.

Beginnen Sie wie bei der Partnermassage in diesem Aktivprogramm mit der einleitenden Ausstreichung des gesamten Armes. Heben Sie dazu Ihren Arm leicht an, Sie können die Hand auch auf ein Kissen oder Polster legen. Umfassen Sie nun mit der massierenden Hand das Handgelenk, und streichen Sie mit leichtem Druck von dort aus den Arm über die gesamte Länge sechsmal mit mäßigem Druck aus. Diese einleitenden Streichungen fördern die Durchblutung und bereiten die Muskeln auf die nun folgenden Anwendungen vor. Außerdem wird hierdurch der Lymphabfluss angeregt.

Danach wechseln Sie zur Handmassage des gleichen Arms.

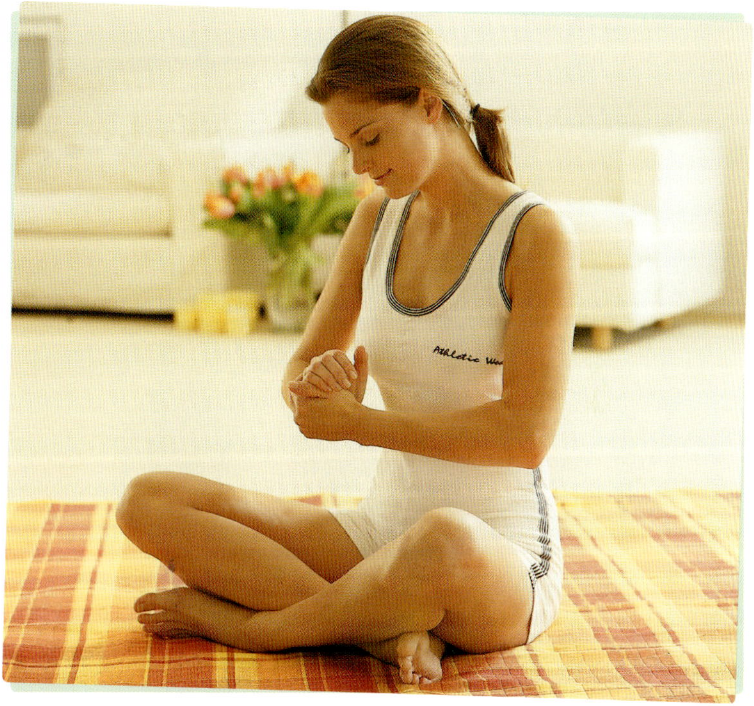

Für die Massage des Handrückens werden wegen der dicht unter der Haut liegenden Knochen nur Streichungen angewandt.

Handmassage

Zuerst streichen Sie die Finger einzeln aus, wobei Sie mit einer Hand den zu bearbeitenden Finger zwischen Daumen und Zeigefinger halten. Der ausgeübte Druck wird zunehmend stärker. Der Finger wird mit Daumen und Zeige-, manchmal auch zusätzlich mit dem Mittelfinger, umfassend von der Fingerbeere zur Mittelhand ausgestrichen.

Legen Sie die Hand mit dem Handrücken nach oben auf die Unterlage oder gegen Ihren Bauch. Mit Ihrer freien Hand beginnen Sie wie bei der Partnermassage in den Fingerstrahlen des Handrückens mit einem Finger oder den mittleren Fingern in Richtung Handgelenk zu streichen. Sie dürfen dabei keinen Schmerz empfinden. Diese Fingerstreichung wiederholen Sie viermal.

Drehen Sie nun die Hand um, sodass die Innenseite nach oben zeigt. Wenden Sie vier bis sechs Handstreichungen an, die Sie mit quer oder längs gestellter Hand durchführen können.

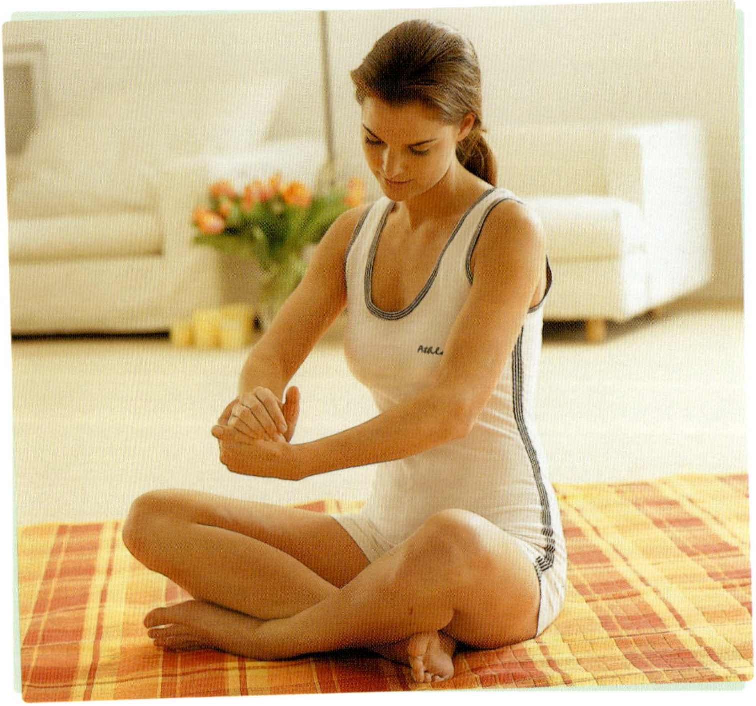

Mit Zirkelungen und Knetungen bearbeiten Sie intensiv die Handreflexzonen.

Fingerzirkelung

Nehmen Sie die Hand, die Sie massieren wollen, so vor den Körper, dass der Daumen nach oben zeigt. Fassen Sie mit den Fingern der anderen auf den Handrücken und mit dem Daumen an den Handteller.

Führen Sie nun Fingerzirkelungen mit dem Daumen von den Fingergrundgelenken in Richtung Handgelenk durch. Massieren Sie die gesamte Handinnenseite auf diese Weise mindestens zweimal. Vergessen Sie nicht den Muskel zwischen Daumen und Zeigefinger.

Es folgen Fingerknetungen des Handtellers. Sie können die Muskeln und das Gewebe mit dem Zeige-, Mittelfinger und Daumen lockern. Bearbeiten Sie die Zonen intensiv über einen längeren Zeitraum von etwa 30 Sekunden.

Abschließend werden die Handinnen- und -rückseite noch einmal gut ausgestrichen, damit sich die massierten Muskeln entspannen. Danach gehen Sie direkt zu einer Unterarmmassage über.

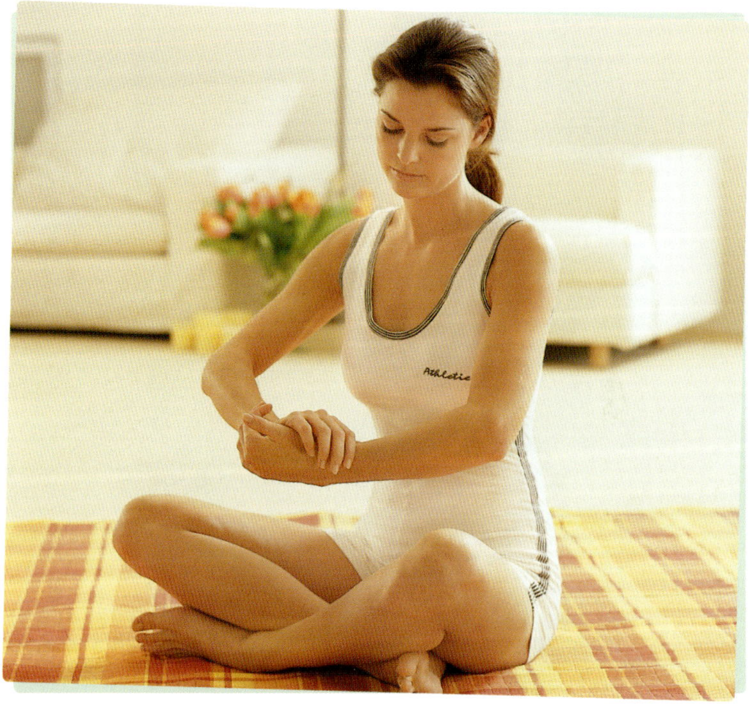

Bei den Streichungen des Unterarms ist es besonders wichtig, den Druck wechselnd an- und wieder abschwellen zu lassen.

Unterarmmassage

Fassen Sie mit einer Hand um das Gelenk der anderen Hand. Der Daumen ist oben und die Kleinfingerseite zeigt zum Handgelenk. Streichen Sie mit zunehmendem Druck den Unterarm bis zum Ellbogen hin aus. Drehen Sie nach jeder Streichung die Hand ein wenig nach außen und dann wieder nach innen, und wiederholen Sie diesen Schritt sechs- bis achtmal.

Nun kneten Sie mit allen Fingern die gesamte Unterarmmuskulatur, besonders den Bereich ab Mitte Unterarm in Richtung Ellbogen. Schieben Sie den Muskel mit dem Daumen vom Knochen weg, und arbeiten Sie mit den Fingern dagegen. Setzen Sie die Knetung zwei- bis viermal hintereinander ein.

Noch intensiver in die Tiefe wirken die folgenden Fingerzirkelungen, die Sie mit dem Daumen bzw. Zeige- und Mittelfinger über die gesamte Länge der Beuge- und Streckmuskulatur des Armes ausführen. Streichen Sie nun die Muskeln zwei- bis viermal leicht aus.

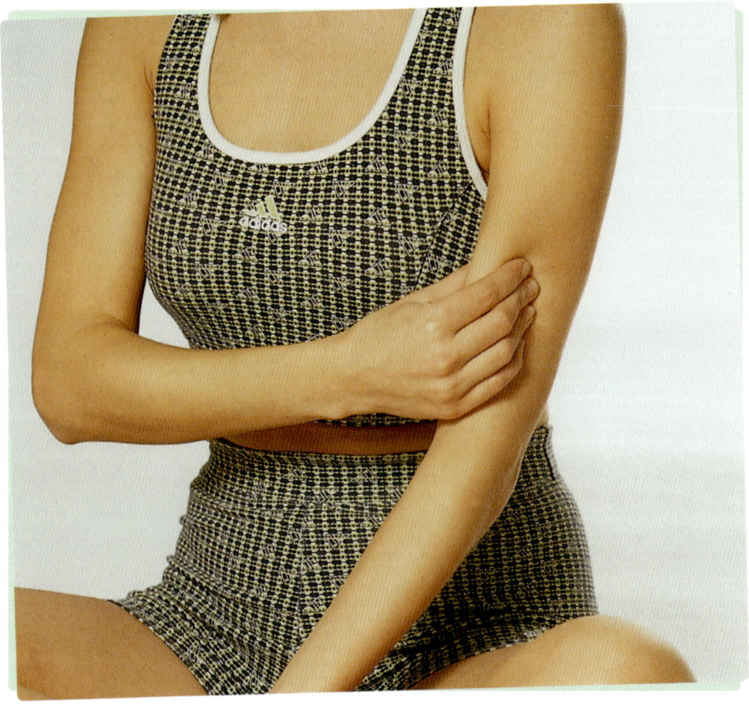

Einhandknetungen am Trizeps – dabei wird abwechselnd die Daumen- und die Kleinfingerseite vorgeschoben.

Oberarmmassage

Einhandstreichungen, die vom Handgelenk bis in die Achselhöhle verlaufen, leiten über zum Oberarm, der etwa sechsmal kräftig ausgestrichen wird. Dabei liegt der Daumen an der Außenseite an, und die Finger umgreifen den Oberarm.

Da Sie den Oberarm nicht ganz umgreifen können, wechseln wir zwischen der geraden Streichung und einer mit einer Drehbewegung nach innen und außen, um die Beuge- und Streckmuskulatur vollständig zu erreichen.

Mit Einhandknetungen bearbeiten Sie als Nächstes den Trizeps. Der Arm hängt entspannt nach unten und lehnt mit dem Unterarm am inneren Oberschenkel der gleichen Seite an. Greifen Sie mit der freien Hand oberhalb des Ellbogens auf die Rückseite des Oberarms. Nun ziehen Sie mit den Fingern den Muskel zu sich heran und drücken mit dem Handballen dagegen, wobei einmal die Kleinfingerseite und dann die Daumenseite vorgeschoben wird. Viermal wiederholen.

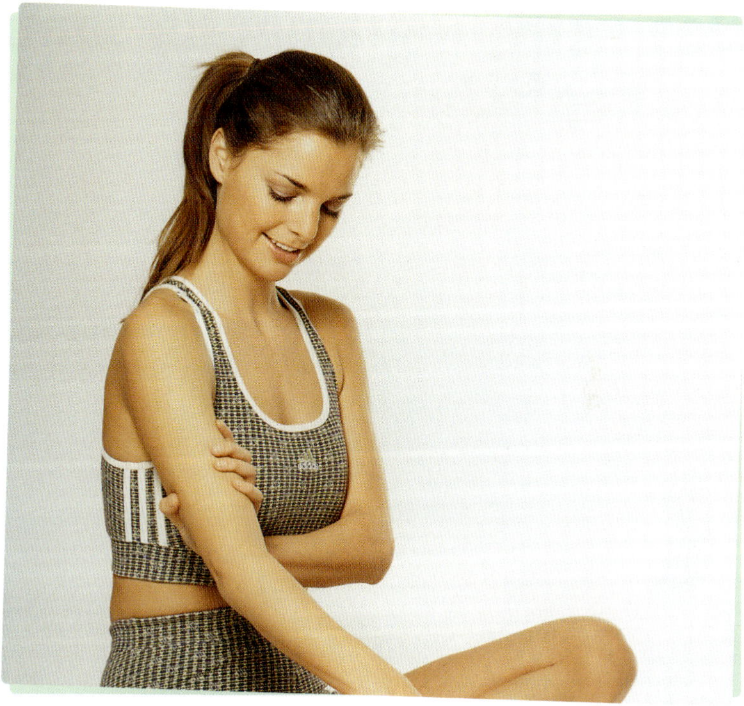

Die Muskulatur des Oberarms wird zwischen Daumen und Fingern geknetet.

Fingerknetung

Die Unterarmbeugemuskeln mit dem zweiköpfigen Armmuskel und dem Armbeuger kneten Sie mit den Fingern. Dazu stellen Sie Finger und Daumen in Opposition und greifen die Beuger kurz über der Ellbogenbeuge.

Der Arm ist angewinkelt und liegt auf einer Unterlage auf. Durch abwechselndes Schieben und Ziehen bearbeiten Ihre Finger den Muskel bis fast zur Achselhöhle. Dann gleitet die Hand mit sanftem Druck in die Ausgangslage zurück. Diesen Griff viermal wiederholen.

Eine Kombination von Finger- und Handknetung können Sie an der Schulter gut anwenden. Kneten Sie den Deltamuskel ebenfalls mindestens viermal.

Abschließend wird der Oberarm viermal und der gesamte Arm zwei- bis viermal ausgestrichen.

Lassen Sie den massierten Arm nun entspannt hängen, und schütteln Sie ihn locker aus. Dann beginnen Sie die Massage am anderen Arm erneut.

Das Aktivprogramm für sanfte Hilfe bei Kopfschmerzen

Kopfschmerzen sind Beschwerden, die meist in Verbindung mit Überanstrengung, Müdigkeit, Stress oder Alkoholkonsum auftreten. Nicht immer werden sie als Alarmsignal des Körpers gewertet, sondern verharmlost.

Im Gegensatz zu den symptomatischen Kopfschmerzen, hinter denen sich oft ein Infekt oder eine Erkältung verbirgt, können Spannungskopfschmerzen mittels Massage gelindert werden. Sie strahlen meist vom Nacken zum Hinterkopf hin aus und beruhen auf Verspannungen der Nackenmuskulatur. Diese Kopfschmerzen sind oft recht hartnäckig; sie werden häufig durch Fehlstellungen des Kopfes, muskuläre Anspannung und immer mehr auch durch Stress verursacht.

Es werden zwei Arten von Spannungszuständen unterschieden: Einmal die übermäßige Anspannung der Schulter- und Nackenmuskulatur, die zu einer Reizung der Nervenwurzeln und einer Formveränderung der Halswirbelsäule führen kann.

Zum anderen kann sich durch Verengung der Arterien ein erhöhter Blutdruck in Richtung Kopf aufbauen, der sich weiter auf die Gehirn-Rückenmarksflüssigkeit dicht unterhalb des Schädels überträgt und die Kopfschmerzen hervorruft.

Bei häufigen, so genannten symptomatischen Kopfschmerzen sollten Sie einen Arzt zu Rate ziehen. Massagen allein helfen dann nicht.

Partnermassage bei Kopfschmerzen

Nehmen Sie sich für die folgende Partnermassage mindestens 20 Minuten Zeit. Sie kann zwar auch im Liegen verabreicht werden, hier wird jedoch nur auf die Variante im Sitzen eingegangen. Ihr Partner sitzt auf einem Stuhl oder Hocker; Hals- und Schulterbereich sind unbekleidet. Sie selbst stehen direkt hinter dem Partner.

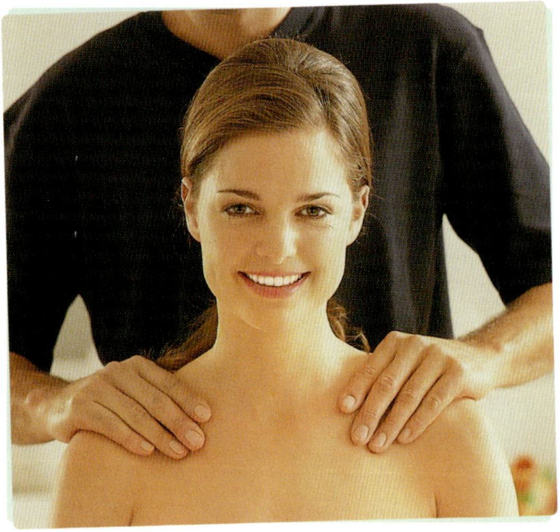

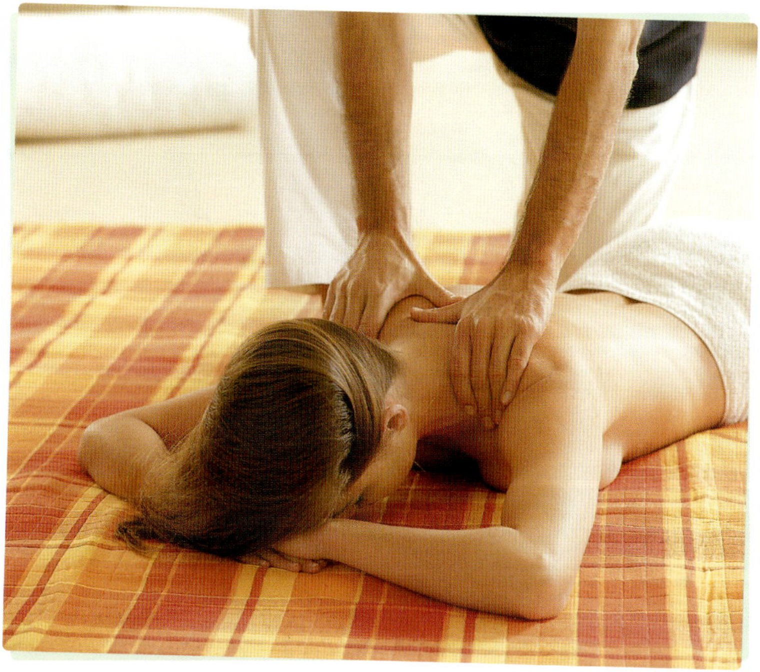

Die Schultermassage kann sowohl im Liegen als auch im Sitzen angewendet werden.

Massage von Nacken und Schultern

Verreiben Sie ein wenig Öl in Ihren Händen, und verteilen Sie es im Nacken- und Schulterbereich des Partners. Legen Sie beide Hände seitlich an die Nackenmuskulatur, die Zeigefinger sind unterhalb der Ohren angelegt.

Streichen Sie von dort mit zunehmendem Druck nach unten und dann an der Schulter entlang nach außen über den Deltamuskel hinaus. Halten Sie dabei jedoch engen Hautkontakt und lassen die Hände wieder sanft zurückgleiten.

Legen Sie beide Hände so auf die Schultern, dass die Kleinfingerseite ungefähr am Schlüsselbeinende anliegt. Die Daumen sind weit abgespreizt und befinden sich auf der Innenseite der Schulterblätter.

Aus dieser Daumenstellung heraus streichen Sie einen Abschnitt vom mittleren und oberen Anteil des Kapuzenmuskels mit den Daumen in Richtung Nacken. Wird der Muskel dabei weicher, dann kann der Druck leicht erhöht werden.

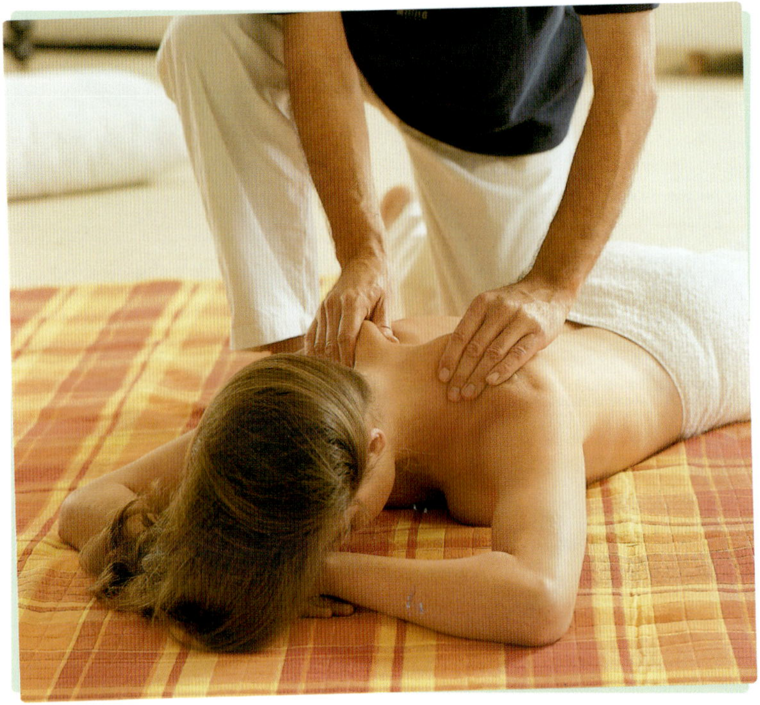

Mit dem so genannten Karnickelgriff erreichen Sie auch die unteren Muskelschichten des Nackens.

Fingerknetung

Es folgt eine weiche Fingerknetung des Trapeziusrandes. Greifen Sie mit den mittleren Fingern und dem Daumen der rechten Hand an der linken Nackenseite unterhalb vom Hinterhauptsrand den oberen Anteil des Trapez- oder Kapuzenmuskels. Die andere Hand setzt direkt unterhalb an. Heben Sie den Muskel mit den Fingern etwas von seiner Unterlage ab, und massieren Sie dann im rhythmischen Wechsel die Finger und Daumen in Richtung Schulterrand gegeneinander.

Karnickelgriff

Mit dem »Karnickelgriff« drücken Sie auf die Anteile des Trapezmuskels, die parallel zur Schulter verlaufen. Dazu wird eine Hand gleichseitig auf die Schulter gelegt, und die Finger greifen über die Schulter in die fühlbare Schlüsselbeingrube.

Mit den Fingerspitzen und dem Handballen schieben Sie den Muskel zusammen und drücken ihn aus. Dabei rutscht der Handballen langsam zu den Fingern. Dieser Griff regt die Durchblutung an.

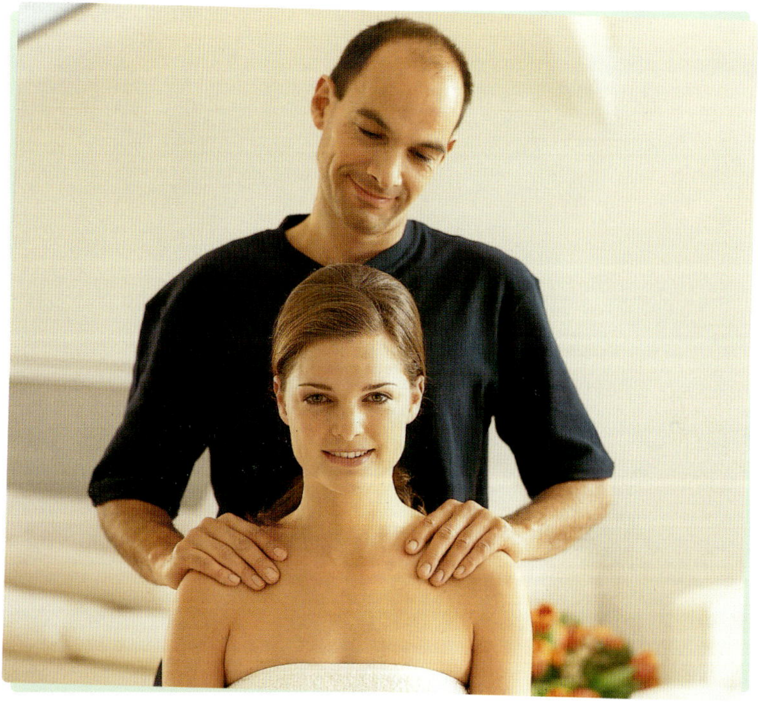

Gründliche Ausstreichungen des Nackenbereiches stehen am Ende dieses Teils der Massage.

Fingerstreichungen

Als Nächstes kommen Fingerstreichungen mit Daumen und Mittelfinger am Hinterhauptsbeinrand zur Anwendung. Sie können auch in Zirkelungen übergehen und so helfen, Verspannungen zu lösen. Legen Sie Daumen und Mittelfinger direkt hinter den Ohren in Ohrläppchenhöhe an den knöchernen Hinterhauptsrand.

Führen Sie beide Finger langsam und mit mäßigem Druck am Rand vom Hinterhauptsbein nach innen zur Halswirbelsäule. Sind die Finger in der Mitte angekommen, setzen Sie sie wieder neu an.

Sie können mit der freien Hand auch das Kinn Ihres Partners leicht anheben und stützen, um die hinteren Nackenmuskeln bei der Massage zu entlasten. Wechseln Sie nach einigen Wiederholungen die Hand und fahren mit der Anwendung fort.

Streichen Sie abschließend mit der Hand, wie eingangs beschrieben, vom Hinterhaupt zu den Schulterrändern.

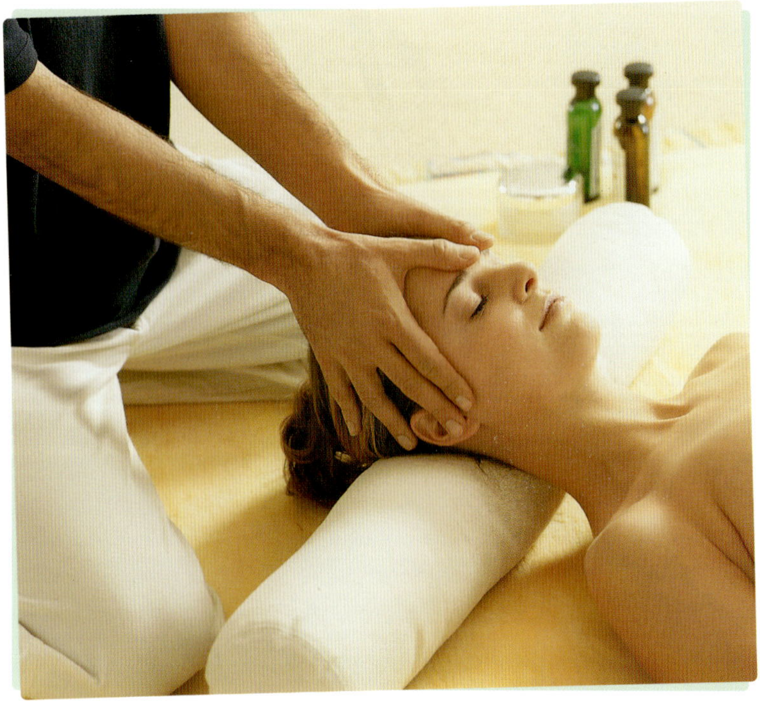

Die Fingerstreichungen der Wange sollten an der Nasenwurzel ansetzen, arbeiten Sie sich dann nach unten vor.

Gesichtsmassage

Die Hände liegen auf der Stirn auf, wobei die Finger zueinander zeigen. Fahren Sie mit beiden Händen unter leichtem Druck nach außen zu den Schläfen. Die Zeigefinger streichen am Haaransatz vorbei, die Kleinfingerseite folgt dabei den Augenbrauen.

Fingerstreichungen

Im Anschluss wird eine Fingerstreichung der Wangen empfohlen. Beginnen Sie direkt an der Nasenwurzel und ziehen mit den Zeige- und Mittelfingern nach außen über die Wangenknochen bis zum Unterkieferrand. Arbeiten Sie sich Fingerstrich für Fingerstrich am Gesicht herunter bis zum Kinn.

Vom Kinn aus setzen Sie die Massage über den Unterkiefer zum Ohr fort. Zeige- und Mittelfinger liegen oberhalb der Kinnspitze, Ring- und Kleinfinger darunter, die Daumen sind angelegt. Die Fingerspitzen beider Hände berühren sich an der Kinnmitte.

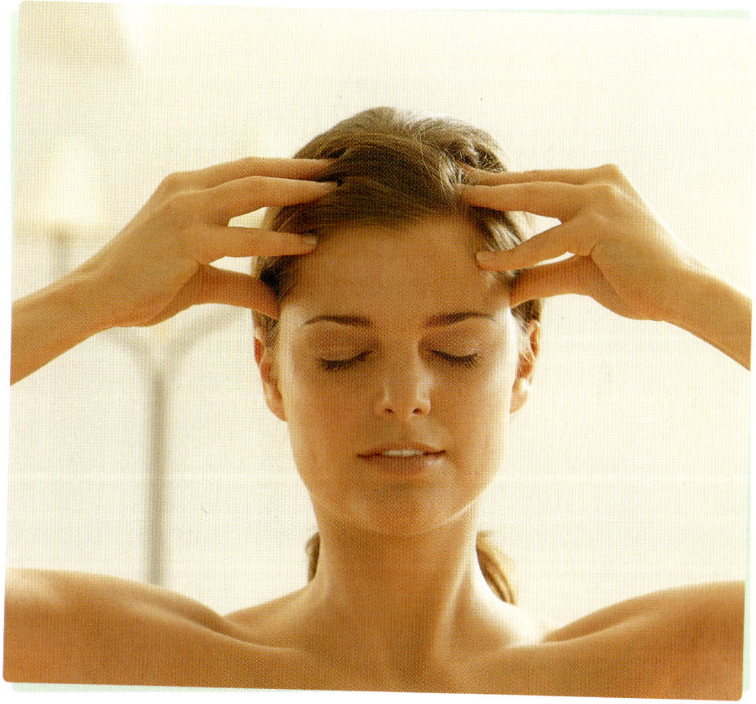

Für die »Kopfwäsche« beschreiben Sie kleine Kreise auf einem Fleck. Diese Partnerübung können Sie auch als Selbstmassage durchführen.

Ableitende Ausstreichung

Nun werden die Finger in Richtung Ohr geführt. Bei den so genannten ableitenden Ausstreichungen der großen Halsvenen lassen Sie die Hände über die vorderen Halsmuskeln beidseitig des Kehlkopfes und die seitlichen Halsmuskeln weiterstreichen bis zum Dekolleteebereich oberhalb der Brust.

Fahren Sie jetzt etwa eine Minute mit den Fingern durch die Haare des Partners. Fassen Sie in Kopfhautnähe einen kleinen Haarbüschel, ziehen Sie daran und halten Sie ihn einige Sekunden. Bearbeiten Sie so den gesamten Kopf. Das entspannt die Kopfhaut und regt die Durchblutung an.

Legen Sie beide Hände mit gespreizten und leicht gebeugten Fingern auf den Kopf des Partners, und verabreichen Sie ihm eine »Kopfwäsche«. Beschreiben Sie dazu mit den Fingern kleine Kreise auf einem Fleck. Erst nach einigen Zirkelungen sollen die Finger eine neue Position einnehmen. Bearbeiten Sie so den gesamten Kopf.

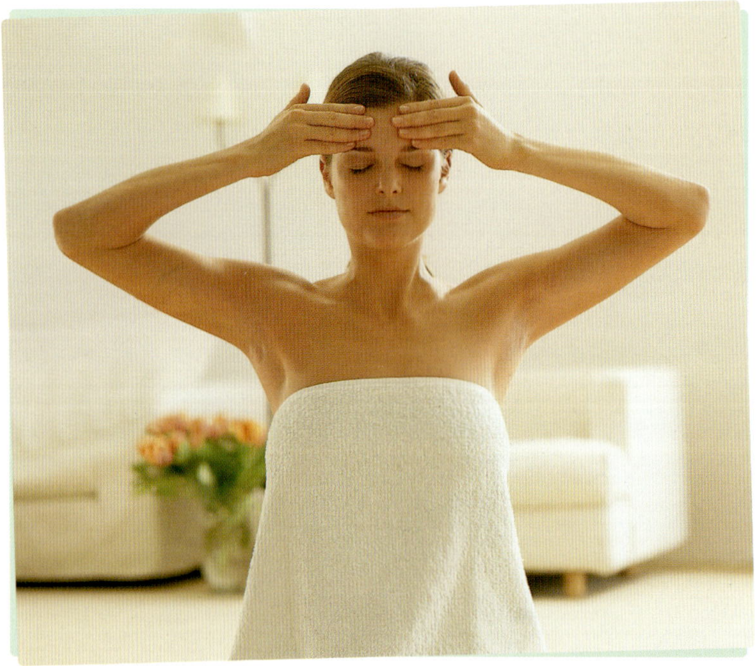

Die Selbstmassage bei Kopfschmerzen beginnt mit Streichungen der Stirn.

Selbstmassage bei Kopfschmerzen

Die Anwendung der einzelnen Schritte des folgenden Massageprogramms ist beliebig. Setzen Sie sich am besten vor einen Spiegel. Zeichnen Sie mit einem guten Gesichtsöl mit langsamen Strichen Ihre Gesichtskonturen nach.

Streichen Sie nun mit den Fingern die Stirn von der Mitte zu den Schläfen. Die Finger zeigen entweder nach oben zum Haaransatz oder zueinander, wobei die kleinen Finger auf den Augenbrauen aufliegen. Der Druck ist mäßig bis mittelstark. Diese Streichung sechsmal wiederholen.

Legen Sie Zeige- und Mittelfinger beidseitig an der Nasenwurzel an. Streichen Sie an der Nase entlang zur Nasenspitze, wo der Ringfinger in die Fingerstreichung einbezogen wird. Von dort ziehen Sie seitlich weiter über das Jochbein zu den Ohren. Heben Sie bei der Auswärtsstreichung die Ellbogen ein wenig an. Diesen Strich führen Sie vier- bis sechsmal durch.

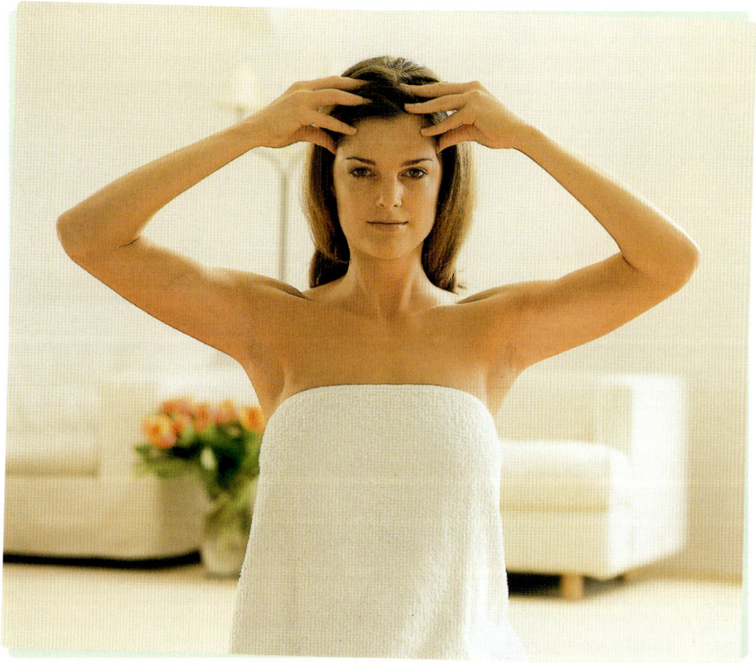

Die Kopfhaut wird mit gespreizten und steil gestellten Fingern massiert.

Fingerstreichung

Mit den Mittelfingern streichen Sie nun unter leichtem Druck die Augenhöhle von der Nasenwurzel zu den Schläfen hin aus. Der erste Strich verläuft unterhalb der Augenbrauen mit mittlerem Druck gegen den knöchernen Widerstand der Augenhöhle; der zweite mit sanftem Druck über die geschlossenen Augenlider und der dritte schließlich wiederum mit mittlerem Druck gegen den unteren Knochen der Augenhöhle über die Tränensäcke. Wiederholen Sie jeden Strich mindestens zweimal.

Kopfhautmassage

Setzen Sie die gespreizten und steil gestellten Finger an den Schläfen und dicht über den Ohren an. Verschieben Sie die Kopfhaut mit den Fingerspitzen durch kleine Kreisbewegungen in Richtung Kopfmitte. Massieren Sie jeden Kopfabschnitt gut eine Minute und gehen dabei weiter bis zum Hinterkopf.
Streichen Sie nun mit den Fingern durch Ihre Haare. Fassen Sie in Kopfhautnähe einen kleinen Haarbüschel, ziehen Sie daran, und halten Sie ihn einige Sekunden. Bearbeiten Sie so den gesamten Kopf.

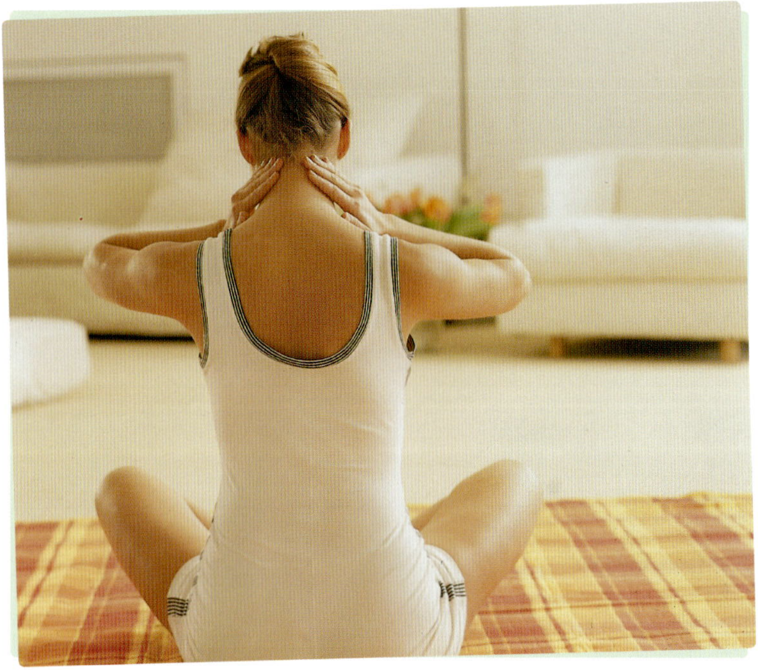

Die Zirkelungen am Nacken werden mit den Fingerkuppen ausgeführt, wobei die Tiefenwirkung durch die Stellung der Finger gesteuert wird.

Massage von Nacken und Schultern

Streichen Sie den oberen Anteil des Kapuzenmuskels mit den Fingern aus. Legen Sie die Finger neben der Halswirbelsäule am Haaransatz (Hinterhauptsrand) auf, und führen Sie die Hände am Muskel entlang in Richtung Schulter. Diese Anwendung sechsmal je Seite wiederholen.

Die seitliche Halsmuskulatur können Sie gut beidhändig streichen. Setzen Sie die Finger beider Hände jeweils rechts und links direkt unterhalb der Ohren an, und streichen Sie nach unten aus bis zum Schlüsselbein. Streichen Sie viermal.

Bilden Sie mit einer Hand ein offenes »U«; die Öffnung zeigt dabei zu Ihnen. Streichen Sie so die vordere und nochmals die seitliche Halsmuskulatur aus. Viermal wiederholen.

Massieren Sie jetzt die seitliche Halsmuskulatur mit Fingerzirkelungen. Beginnen Sie beid- oder einhändig mit den mittleren Fingern am Hinterhauptsrand, und arbeiten Sie sich langsam so weit vor, wie Sie kommen.

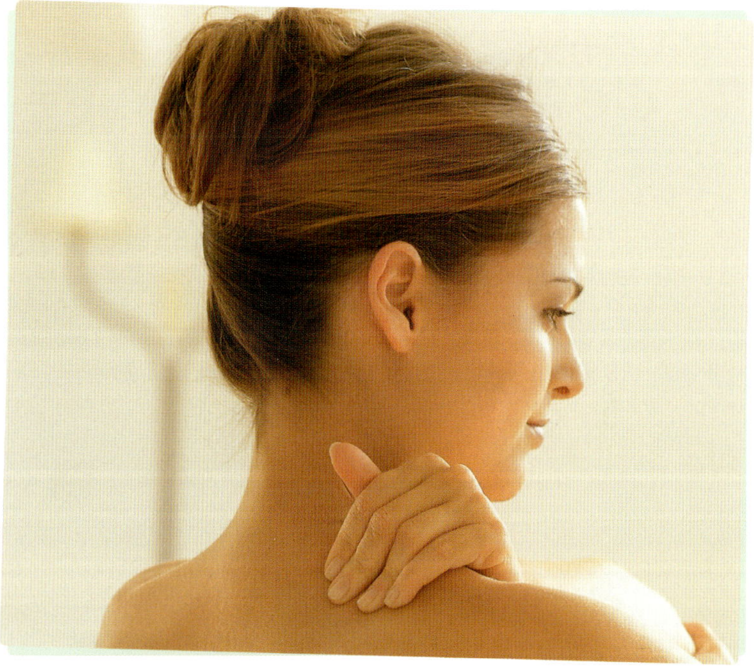

Das diagonale Übergreifen erleichtert die Selbstmassage von Nacken und Schultern.

Diagonales Übergreifen

Greifen Sie diagonal mit den Fingern der rechten Hand unterhalb vom Ohr der linken Halsseite an den Muskel und umgekehrt. Folgen Sie dem Kopfwendemuskel zum inneren Drittel des Schlüsselbeines. Streichen Sie die Muskeln schließlich mit leichtem Druck aus und wiederholen den Griff viermal.

Greifen Sie mit einer Hand die gegenüberliegende Schultermuskulatur. Erleichtern Sie sich die Knetung des oberen Trapeziusanteils, indem Sie den Ellbogen der massierenden Hand mit der freien Hand stützen.

Kneten Sie nun den Muskel halsnah, indem Sie mit den Fingern einen Teil des Muskels zum Hand- oder Daumenballen heranziehen. Den leicht von seiner Unterlage abgehobenen Muskel bearbeiten Sie mit der Einhandknetung. Möglich ist auch eine Pressung, bei der Sie den Muskel einige Sekunden lang fest umfassen und auspressen. Lösen Sie den Griff und setzen schulterwärts neu an, bis Sie das äußere Ende der Schulter erreicht haben. Diese Technik zweimal auf jeder Seite wiederholen.

Das Aktivprogramm für die Muskelentspannung

Wenn die Muskulatur verspannt ist, bezeichnet man diesen Zustand als Hypertonus (Erhöhung eines Drucks oder einer Spannung über die Norm). Der Muskeltonus ist abhängig von der Entspannungsfähigkeit der Muskeln und den Dehnungswiderständen muskulärer Strukturen.

Zusätzlich zu einer Muskelverspannung entwickeln sich häufig so genannte Muskelhärten, die sich als kleine längliche, sehr schmerzhafte Knötchen innerhalb des Muskelstrangs ertasten lassen.

Hartnäckige Muskelverspannungen können verschiedene Ursachen haben:

- Bewegungsmangel
- Falsches Heben von Lasten (zum Anheben schwerer Lasten zuerst immer in die Knie gehen)
- Muskuläre Ermüdung nach längerer körperlicher Belastung (z. B. Muskelkater)
- Unterkühlung, Zugluft, plötzlicher Temperaturwechsel
- Zu geringe Erholungsphasen nach körperlicher und psychischer Belastung

Mit entsprechenden Massagegriffen können Sie eine Verminderung des Muskeltonus (Detonisierung), eine verbesserte Durchblutung und damit eine intensivere Entspannung der betroffenen Muskeln und Muskelpartien erreichen.

Partnermassage zur Muskelentspannung

Bei diesen Anwendungen liegt der Schwerpunkt auf der Lockerung von Muskulatur und Unterhautgewebe.

Der Partner nimmt zuerst die Bauchlage ein. Eine Rolle wird unter den Fußrücken gelegt, um die hintere Beinmuskulatur zu entspannen. Begeben Sie sich zunächst neben die Unterschenkel des Partners.

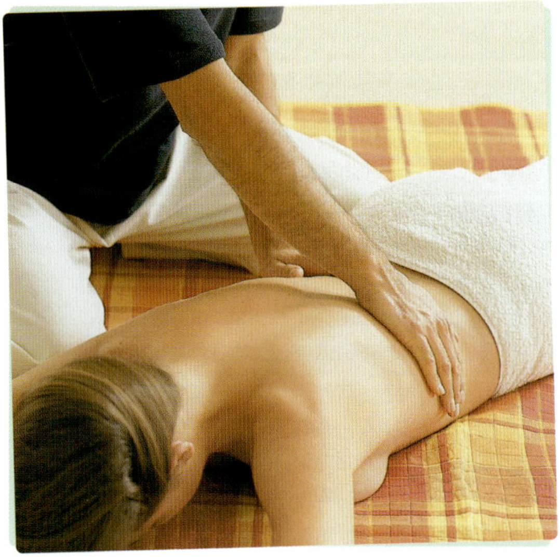

Muskelverspannungen treten meist am Rücken, im Nackenbereich, an den Beinen und an den Armen auf.

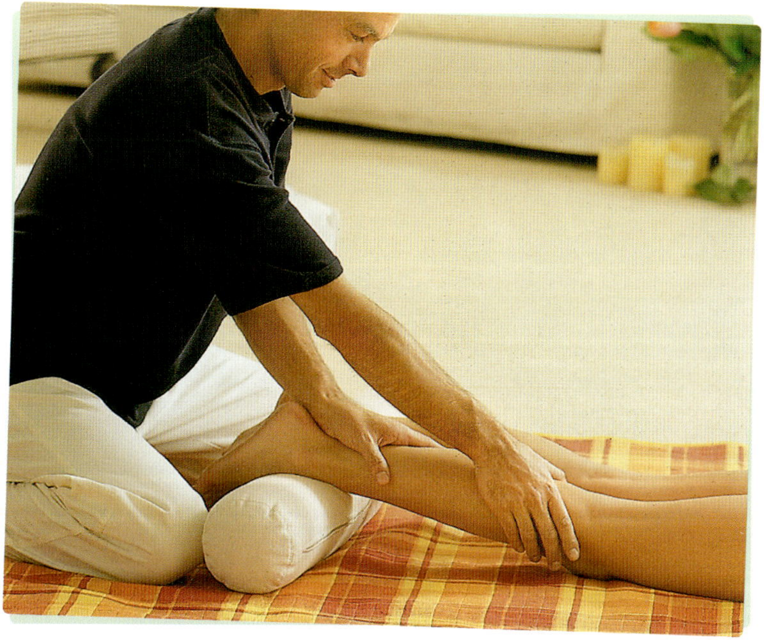

Bei den einleitenden Streichungen der Beine empfiehlt es sich, den Druck an den Kniekehlen zu verringern.

Massage der Beine (Rückseite)

Für die beidhändige Streichung setzen Sie den Griff rechts und links neben der Achillessehne oberhalb des Fersenbeins an. Legen Sie die leicht eingeölten Hände flächig auf, und streichen Sie als Einleitungsgriff ohne Unterbrechung von den Knöcheln über die Wade und den Oberschenkel bis zur Gesäßfalte.

Fahren Sie mit kräftigen Handstreichungen der Wade fort. Wiederholen Sie diese Anwendung viermal.

Legen Sie beim nächsten Griff beide Hände seitlich an die Unterschenkel an. Die Daumen liegen auf der Achillessehne und zeigen mit der Spitze zur Kniekehle. Die Finger heben den Wadenmuskel ab und die Daumen drücken ihn wieder kräftig gegen die Unterlage. Mit dieser Längsknetung wandern Sie den Muskel entlang bis zur Kniekehle. Diese Anwendung wiederholen Sie zweimal. Die Querknetung setzt an der Achillesferse an.

Bei der anschließenden Fingerzirkelung beginnen Sie mit Daumen oder Zeige- und Mittelfinger am Übergang der Achillessehne zu den Wadenmuskeln. Massieren Sie entlang der Spaltlinie vom Zwillingswadenmuskel.

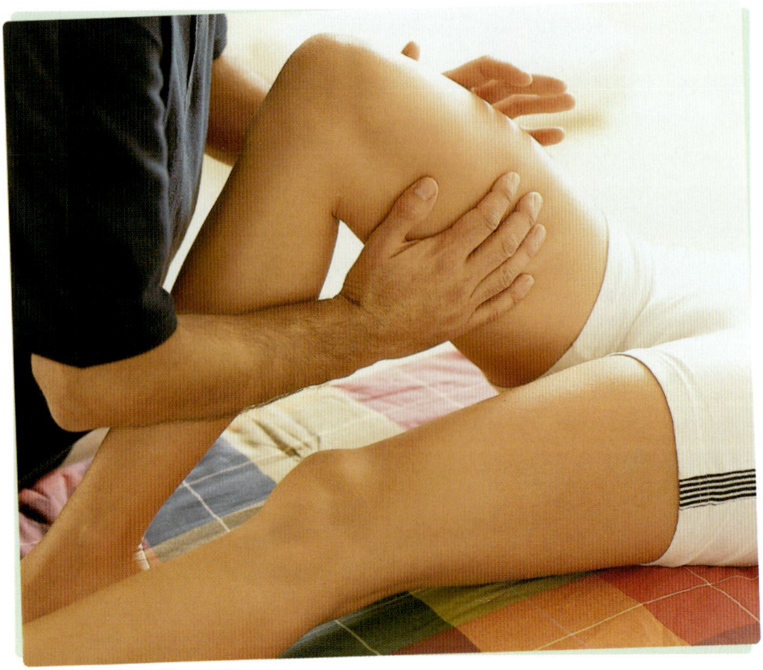

Bei den Rollungen umfassen die Hände eine Muskelgruppe, wobei die eine Hand mit den Fingern und die andere mit dem Handballen angelegt wird.

Massage der Oberschenkel

Winkeln Sie den Unterschenkel des Partners ab und lockern Sie den Muskel mit Rollungen. Der Wadenmuskel wird umfasst, wobei auf der Innenseite die Finger seitlich unten ansetzen und der Ballen der Gegenhand seitlich oben anliegt. Bewegen Sie die Hände möglichst weit hin und her, so als würden Sie einen Stab in der Hand hin- und herrollen.

Hocken Sie sich seitlich neben die Unterschenkel des Partners. Streichen Sie den Oberschenkel kräftig mit beiden Händen. Zwei- bis viermal wiederholen.

Es folgen beidhändige Querknetungen des Oberschenkels, bei denen im Wechsel die Beugemuskulatur und die Adduktoren bearbeitet werden. Massieren Sie über die ganze Muskellänge von unten nach oben und wieder zurück.

Bei den anschließenden Reibungen der Schenkelbinde streichen Sie von der Außenseite des Knies mit Finger-, Hand- oder Handballenstreichung die gesamte Breite der Schenkelbinde mit rhythmisch wechselndem Druck in Richtung Hüfte.

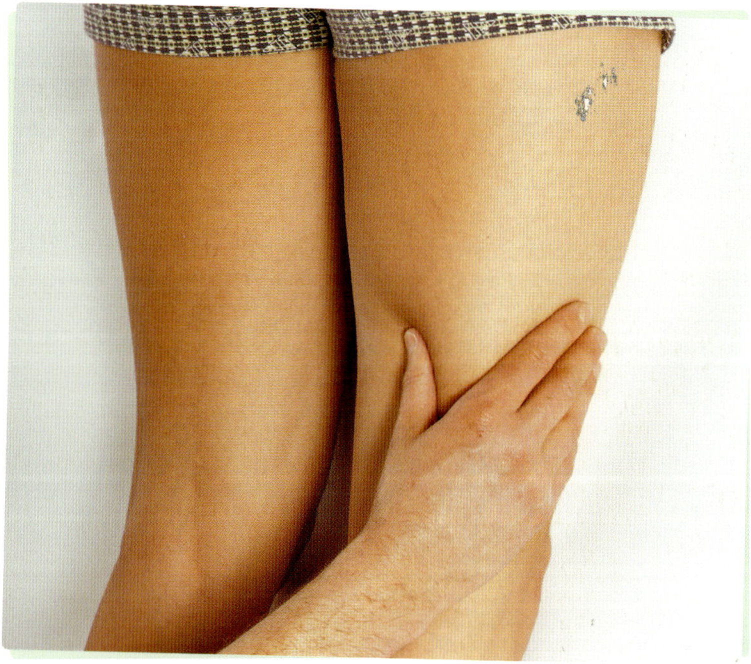

Bei der Längsknetung bleibt der Daumen in der Muskelfurche der Oberschenkelrückseite.

Längsknetung

Nun massieren Sie die äußere Gruppe des rechten Oberschenkels mit der Technik der Längsknetung. Der rechte Daumen setzt zunächst in der Kniekehle an. Dann wandert die Hand mit knetenden Fingerbewegungen gegen den Daumen in Richtung Gesäß. Der Daumen bleibt in der Muskelfurche der Oberschenkelmitte. Am Oberschenkelende schließt sich der Daumen den anderen Fingern an, die an der Außenseite vom Wadenbeinkopf zum großen Rollhügel mitgewandert sind. Zweimal wiederholen.

Zur Knetung der inneren Muskelgruppe wechseln Sie die Hand. Wieder fährt der Daumen von der Kniekehle aus in der Mittelfurche des Oberschenkels kopfwärts bis zur Gesäßfalte. Die Finger gleiten an der Oberschenkelinnenseite entlang mit.

Die inneren Muskeln am Oberschenkel sind schwerer zu fassen als die äußeren. Greifen Sie also für die Knetungen immer nur so viel Muskelmasse, wie Sie mit den Fingern ertasten können. Diese Muskeln sollten Sie ebenfalls zweimal massieren.

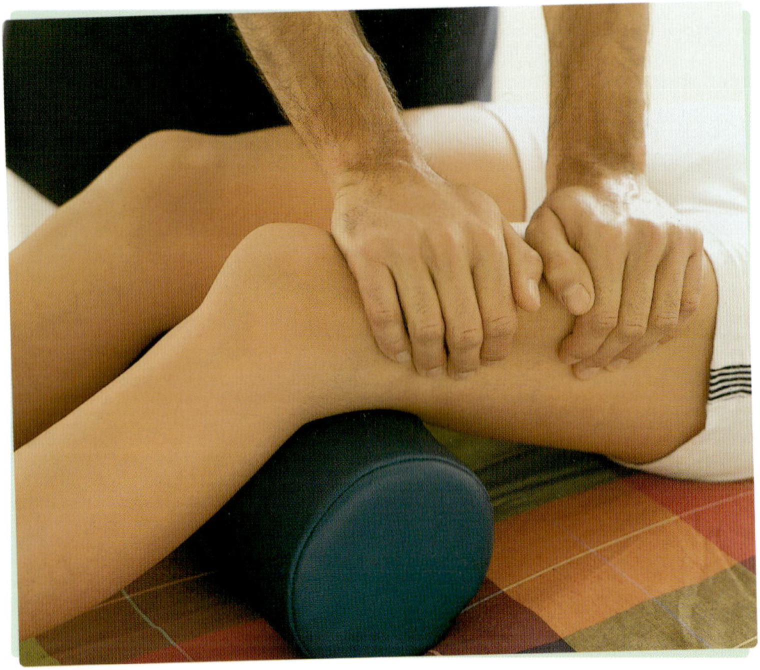

Beginnen Sie mit der Walkung des Oberschenkels oberhalb des Knies und wandern langsam nach oben.

Walkung

Drehen Sie sich so, dass Ihre Frontseite parallel zur Längsseite des Oberschenkels des Partners zeigt. Beginnen Sie oberhalb des Knies, setzen Sie beide Hände nebeneinander und greifen Sie tief über die Innenseite die Adduktorengruppe. Nun ziehen Sie beidhändig mit den Fingern den greifbaren Muskelbereich zu sich heran und drücken mit den Handballen die Muskelmasse kräftig gegen den Oberschenkelknochen. Die Hände wandern nach der Walkbewegung ein Stück weiter am Muskel entlang. Wiederholen.

Für die Schüttelung greifen Sie mit leicht gespreizten Fingern einen Muskelbereich. Dann schütteln Sie den Muskel zwischen Fingern und Daumen durch lockere Seitwärtsbewegungen der Hand, wobei das Handgelenk leicht mitschwingt. Schütteln Sie mindestens zehn Sekunden an einer Stelle, und wandern Sie dann am Muskel weiter.

Eine abschließende Ausstreichung der Beine über das Gesäß hinaus rundet die Massage ab. Wechseln Sie dann die Seite, und massieren Sie das andere Bein genauso.

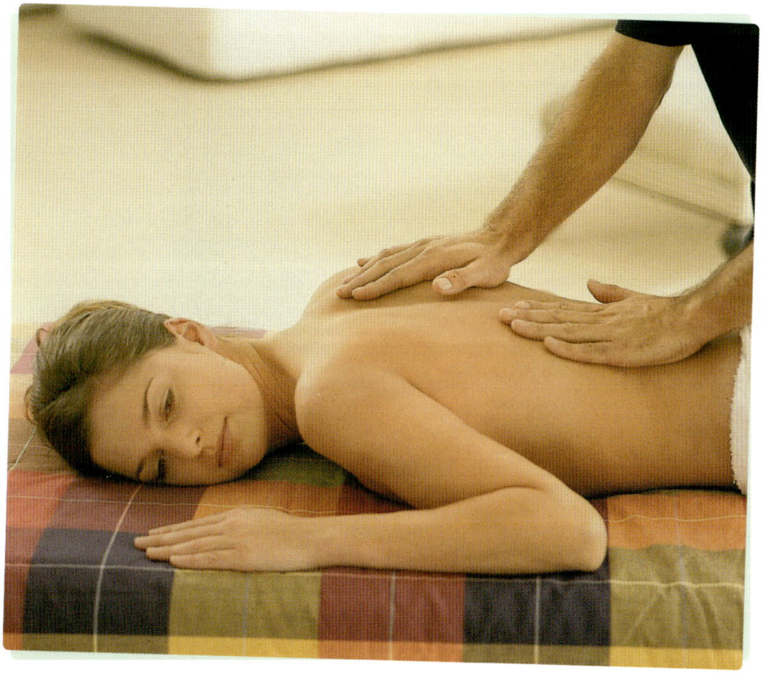

Mit einleitenden Streichungen stimmen Sie die Rückenmuskeln auf die Massage ein.

Massage des unteren Rückens

Die einleitenden Streichungen beginnen im unteren Lendenwirbelsäulenbereich mit beiden Händen und abgespreizten Daumen und enden an der Nackenmuskulatur. Die Daumen streichen neben der Wirbelsäule in Richtung Kopf und schließen am Ende der Schultern zu den Händen.

Es folgen die kräftigen Einhandstreichungen rechts und links neben der Wirbelsäule über den gesamten Rücken hinweg. Wiederholen Sie das viermal auf jeder Seite.

Mit der Faust und mit deutlich stärkerem Druck bearbeiten Sie nun den Lendenwirbelsäulenbereich. Setzen Sie Ihre Fäuste über dem Beckenkamm neben der Wirbelsäule auf, wobei die Fingerrücken flach aufliegen. Streichen Sie nun in Richtung Kopf des Partners bis zum unteren Rippenansatz. Auf gleichem Weg ziehen Sie die Fäuste in die Anfangsposition zurück, wobei nur leichter Druck ausgeübt werden soll. Erhöhen Sie den Druck mit jeder Streichung. Wegen der meist stark verspannten und verkürzten Muskulatur sind mindestens acht Wiederholungen angebracht.

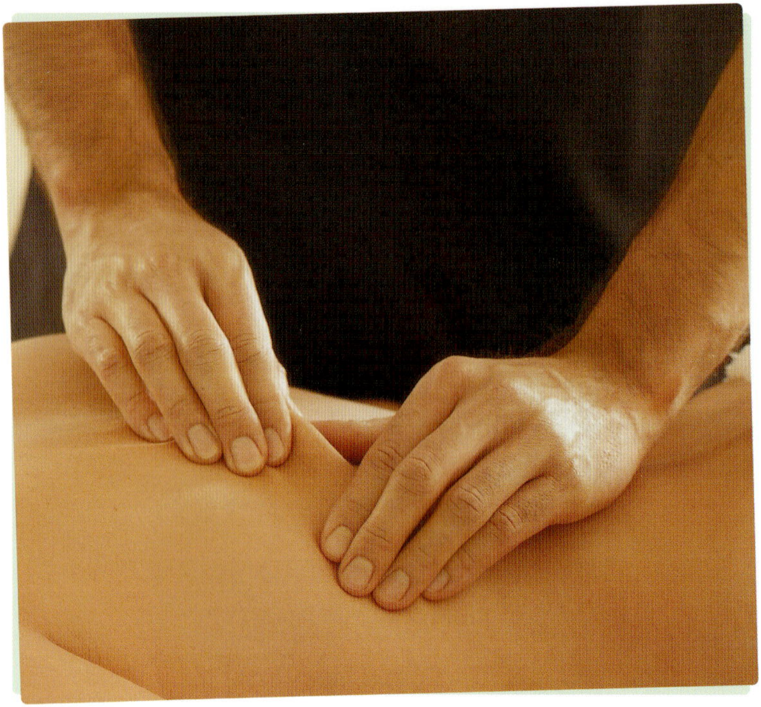

Bei Fingerknetungen schieben Sie einen Muskelwulst in Schlangenlinien mit.

Daumenstreichungen

Bei der Daumenstreichung führen Sie mit jeweils einem Daumen eine kurze und kräftige gerade Fingerstreichung in Nähe der Wirbelsäule aus. Dabei sind die Daumen versetzt hintereinander gestellt. Von jedem Daumen wird lediglich ein kleiner Bereich der Rückenmuskulatur bearbeitet. Wiederholen Sie diese Streichung so lange, bis Sie spüren, dass der Muskel weicher wird.

Schließen Sie eine Flachhandstreichung über den gesamten Rücken an.

Knetungen

Knetungen der Rückenstrecker im Lendenbereich werden als Fingerknetung verabreicht, da die Muskeln nicht so gut fassbar sind. Massieren Sie den gesamten Rücken durch!

Es folgt ein fließender Übergang zur flächigen Knetung des breiten Rückenmuskels, der den unteren Rücken fast ganz bedeckt. Mit abgespreizten Daumen werden beide Hände auf den Muskel aufgelegt. Sie arbeiten im Wechsel und rhythmisch gegeneinander und schieben einen Muskelwulst in Schlangenlinien mit.

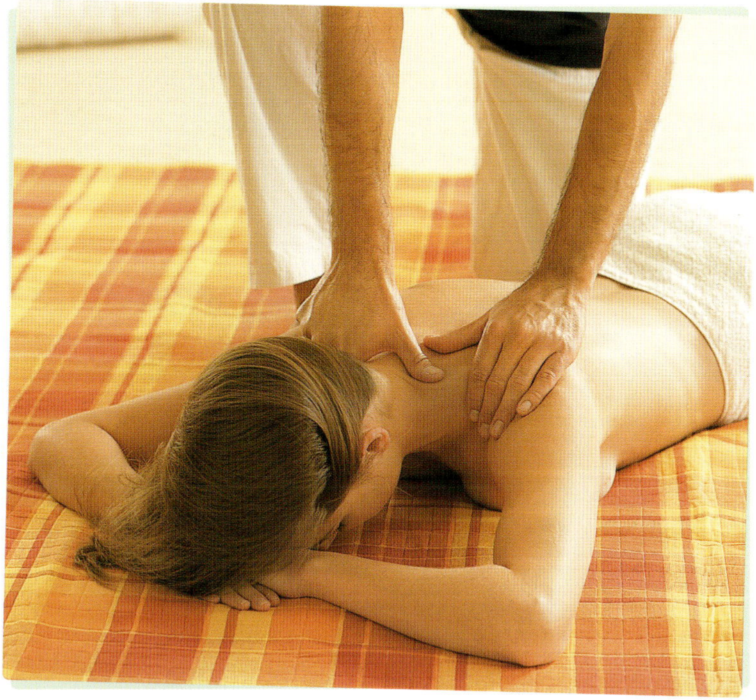

Beidhändige Streichungen und Fingerzirkelungen lösen Verspannungen der Schultermuskulatur.

Massage des oberen Rückens und der Schultern

Begeben Sie sich seitlich neben den Partner in Höhe des Gesäßes, sodass Sie den gesamten Rücken erreichen können.

In der Mitte des Rückens beginnen Sie die Massage mit einer beidhändigen Streichung. Legen Sie beide Hände flach unterhalb der Schulterblätter rechts und links neben die Wirbelsäule, die Finger zeigen in Richtung Kopf. Nun beginnen Sie, mit kräftigem Druck kopfwärts zu streichen. Am Ende der Schulterblätter gleiten beide Hände auswärts zu den Schultern und an den Seiten zurück zur Ausgangsposition. Zwei- bis viermal wiederholen.

Fingerzirkelungen des Kapuzenmuskels helfen, Verspannungen zu lösen. Massieren Sie kopfwärts bis zur Schulter, und lösen Sie nach jeder Zirkelung den kräftigen Druck und setzen die Hand in die neue Position.

Anschließend bieten sich zwei Varianten der

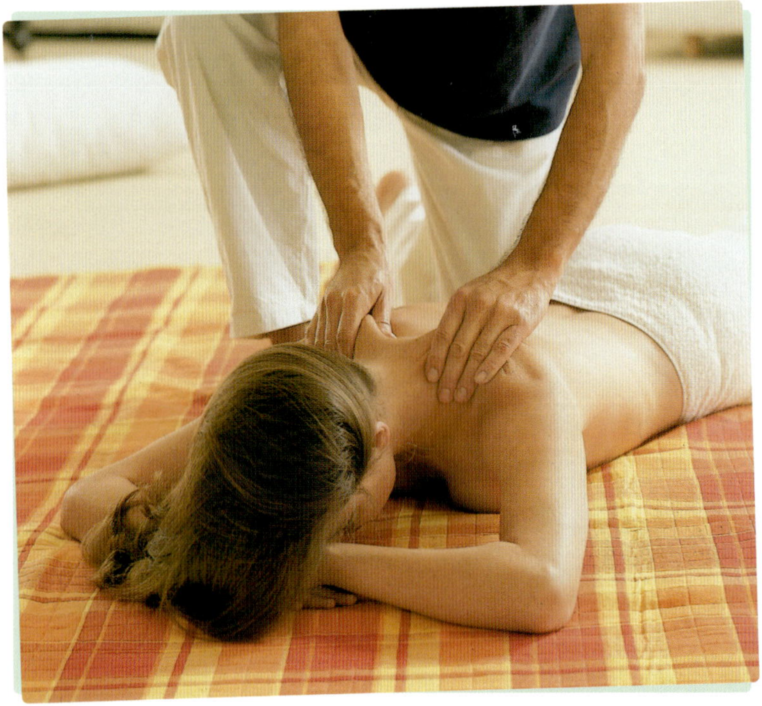

Beim Karnickelgriff heben Sie den Muskel an und pressen ihn mit leichtem Druck aus. Dabei drücken die Finger den Muskel gegen den Handballen oder den Daumen.

Hautverschiebung an. Im ersten Fall schieben Sie große Hautflächen mit beiden Händen zusammen und bilden so immer wieder neue Hautfalten. Bei der zweiten Variante zupfen Sie die Haut mit den Fingern und den Daumen, sodass sich schmale Falten bilden.

Nun beginnen Sie mit halbkreisförmigen Fingerstreichungen ausgehend vom Hinterhaupt über die Nacken- und Schultermuskeln und wieder zurück. Sie können beidhändig oder im Wechsel streichen. Wenden Sie den Griff viermal an, bei jeder Streichung stärker werdend. Dieselbe Technik wenden Sie nun nochmals an, wobei Sie am Hinterhauptsrand hinter den Ohren beginnen.

Es folgen kräftige, beidhändige Knetungen der Nacken- und Schultermuskeln. Lassen Sie die Hände am Muskel entlangwandern – vom Nacken bis zur Schulter und zurück. Wenden Sie den Griff viermal an.

Drückungen an den oberen Trapeziusrändern und im Nacken runden diesen Abschnitt ab. Zweimalige Wiederholung genügt.

Streichen Sie nun vom Kopf ausgehend die gesamte Rückenmuskulatur nochmals großflächig aus.

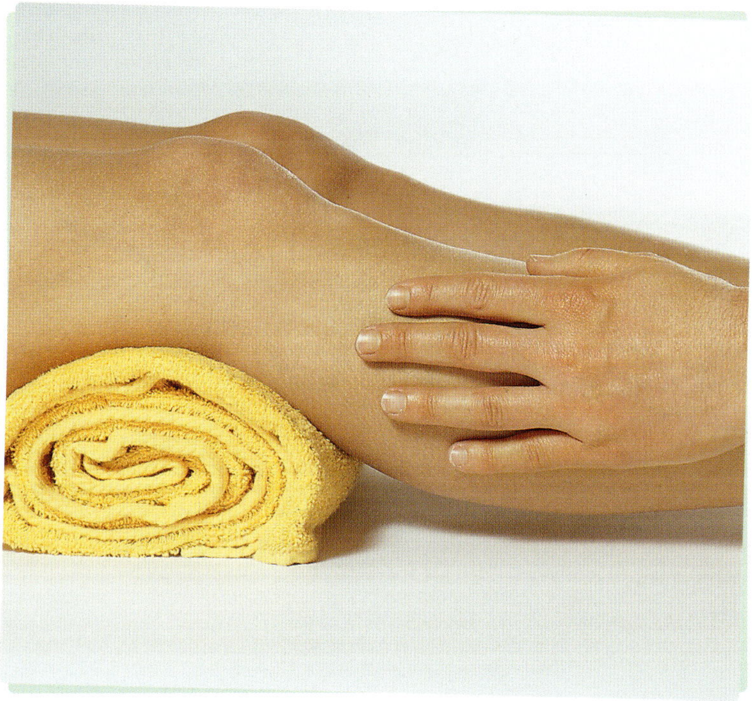

Die Fingerstreichung erfolgt vom Außenknöchel über die Außenseite des Schienbeins in Richtung Knie.

Massage der Beine (Vorderseite)

Ihr Partner wechselt in die Rückenlage. Legen Sie wieder eine Rolle unter die Kniekehle, und platzieren Sie sich mit Blick zum Partner vor dessen Füße. Beginnen Sie mit einer einleitenden Streichung am Fußknöchel, und streichen Sie beidhändig hoch bis zum Beinende. Zwei- bis viermal wiederholen.

Vom Außenknöchel ausgehend streichen Sie die Muskeln an der Außenseite des Schienbeines kräftig in Richtung Knie. Die streichenden Finger zeigen dabei zum Knie, der Daumen ist angelegt. Am Wadenbeinköpfchen wird die Hand geöffnet, der Daumen streicht auf der Innen- und die restlichen Finger auf der Außenseite zurück. Wiederholen Sie auch diese Anwendungen zwei- bis viermal.

Als Nächstes lockern Sie die Muskeln durch Fingerzirkelungen. Zirkeln Sie mit Zeige- und Mittelfinger sowie steil gestellter Hand in kleinen Kreisbewegungen im Uhrzeigersinn. Bearbeiten Sie mit diesem Griff die gesamte Muskulatur.

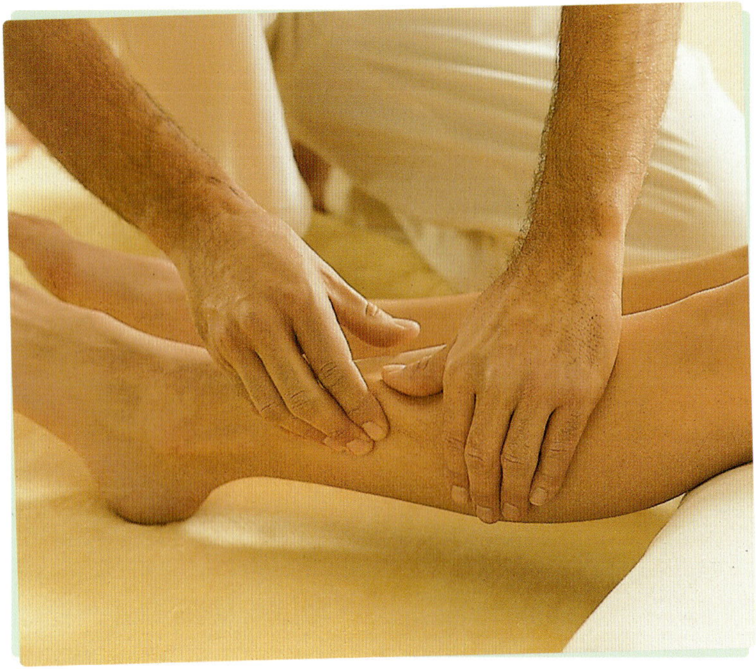

Für die Massage des Unterschenkels benötigen Sie die Fingerknetung, da es sich in diesem Bereich um sehr schlanke Muskeln handelt.

Fingerknetung

Derselbe Muskelbereich wird nun geknetet. Diese Muskeln sind ziemlich schlank, deshalb müssen wir die Fingerknetung anwenden. Die Daumen sind schienbeinnah, die Finger geschlossen nach außen angelegt. Mit den Fingern heben Sie den Muskel ein Stück ab und schieben mit dem Daumen dagegen. Die Finger der zweiten Hand ziehen den Muskel gegen den Daumenwiderstand. Die so entstandene Schlangenlinie führen Sie bis fast zum Knie fort. Wiederholen Sie diesen Griff mindestens zweimal.

Massage der Oberschenkel

Beidhändig wird jetzt die Oberschenkelmuskulatur kräftig ausgestrichen. Die Hände sind innen und außen oberhalb des Knies angelegt, die Fingerspitzen zeigen kopfwärts, die Daumen liegen geschlossen oben. Gleiten Sie langsam und mit kräftigem Druck über die gesamte Länge des Oberschenkels. Wenden Sie den Griff zwei- bis viermal an, und achten Sie darauf, die Vorderseite vollständig zu erfassen. Bearbeiten Sie ergänzend die einzelnen Muskelpartien nochmals gezielt mit einer Reihe von kräftigen Streichungen.

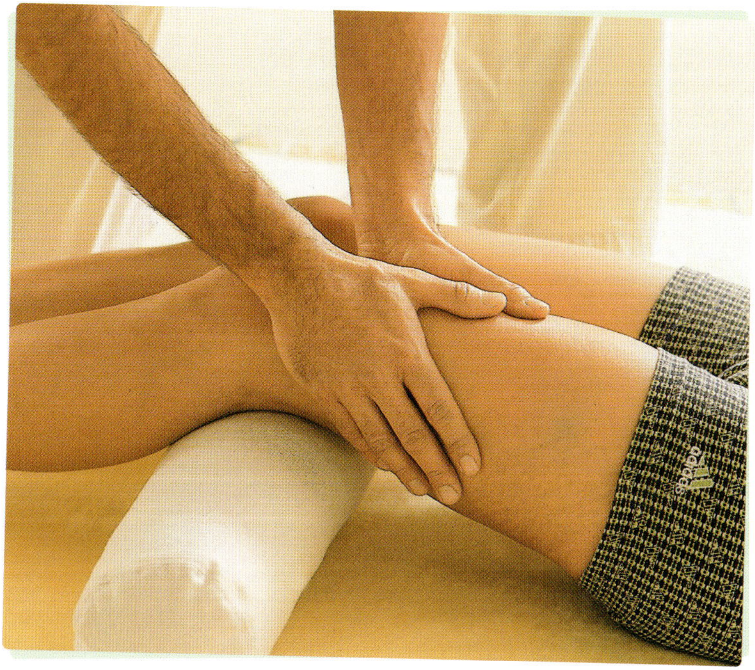

Nach Abschluss der Rollung werden die Oberschenkel beidhändig ausgestrichen.

Knetung und Rollung

Platzieren Sie sich mit den Schultern parallel an der Außenseite des Oberschenkels, den Sie bearbeiten wollen.

Mit Längsknetungen am vierköpfigen Muskel fahren Sie fort. Die geschlossenen Finger liegen rechts und links neben dem geraden Schenkelmuskel, die Daumen nebeneinander oder aufeinander in der Mitte. Die Finger heben den Muskel etwas ab; gleichzeitig drücken die Daumen darauf. Arbeiten Sie sich langsam über die Länge des Muskels vorwärts, und wiederholen Sie den Griff zweimal.

Am Knie beginnend massieren Sie den Oberschenkel durch kräftige Querknetungen. Greifen Sie einen Teil der Oberschenkelmuskeln, und heben Sie ihn leicht an. Arbeiten Sie nun im Wechsel und rhythmisch gegeneinander. Wenden Sie den Griff zwei- bis viermal an.

Stellen Sie den Fuß des massierten Beines auf, sodass der Oberschenkel gut zugänglich ist, und lockern Sie den Muskel mit Rollungen. Man bewegt die Hände möglichst weit hin und her und lässt den Muskel um den Oberschenkelknochen rollen.

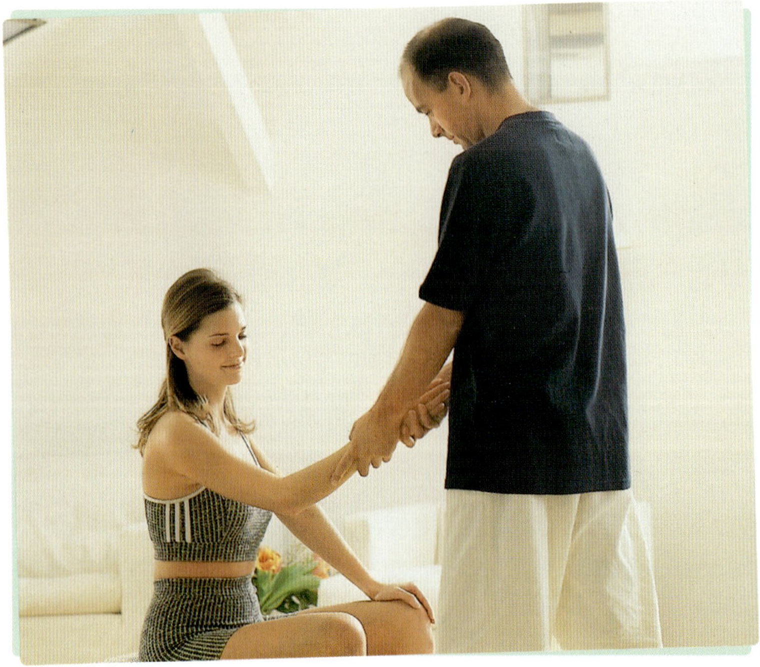

Für die einleitenden Ausstreichungen heben Sie den Arm des Partners an.

Massage der Arme

Beginnen Sie mit einer einleitenden Ausstreichung des gesamten Arms. Heben Sie dazu den Arm des Partners an. Umfassen Sie mit der massierenden Hand das Handgelenk, und streichen Sie mit leichtem Druck den Arm über die gesamte Länge aus. Den Arm sechsmal ausstreichen.

Fahren Sie mit kräftigen Streichungen fort. Fassen Sie mit Ihrer freien Hand um das Handgelenk der gegenüberliegenden Hand des Partners. Der Daumen ist oben und die Kleinfingerseite zeigt zum Handgelenk. Streichen Sie mit zunehmendem Druck den Unterarm bis zum Ellbogen hin aus. Auf dem Rückweg halten Sie lediglich Hautkontakt. Diese Einhandstreichung wiederholen Sie sechs- bis achtmal. Nun kneten Sie mit allen Fingern die gesamte Unterarmmuskulatur, besonders den Bereich ab Mitte Unterarm in Richtung Ellbogen. Schieben Sie den Muskel mit dem Daumen vom Knochen weg, und arbeiten Sie mit den Fingern dagegen.

Setzen Sie die Knetung der gesamten Muskulatur mindestens zweimal hintereinander ein.

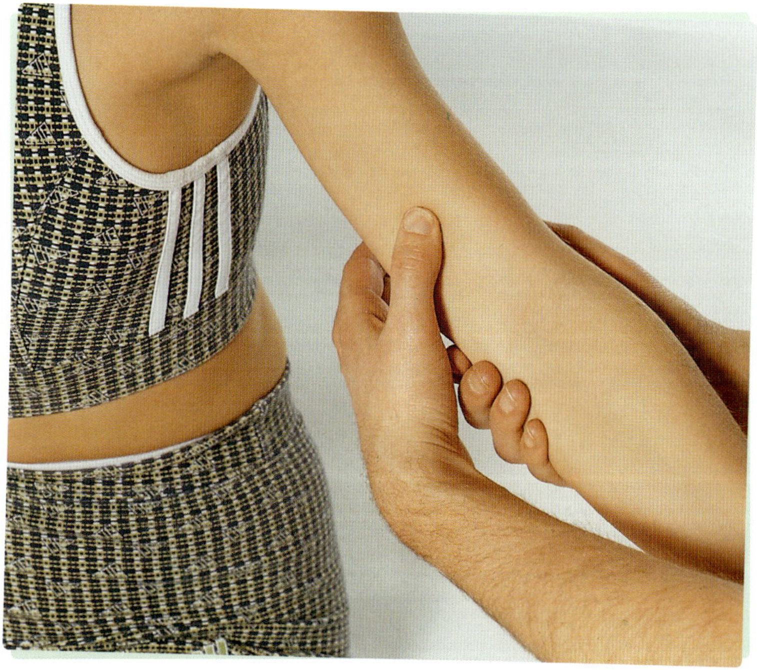

Noch intensiver als Streichungen und Knetungen wirken Fingerzirkelungen, die mit dem Daumen ausgeführt werden.

Fingerzirkelungen

Noch intensiver in die Tiefe wirken die folgenden Fingerzirkelungen, die Sie mit dem Daumen bzw. Zeige- und Mittelfinger über die gesamte Länge der Beuge- und Streckmuskulatur des Armes ausführen. Wenden Sie den Griff zwei- bis viermal leicht an.

Widmen Sie Ihre Aufmerksamkeit nun dem Ellbogengelenk. Mit einer Hand stützen Sie die Innen- oder Außenseite des Gelenks, das ein wenig gebeugt wird. Massieren Sie das Gelenk mit leichten Fingerstreichungen und -zirkelungen.

Oberarmmassage

Der Arm wird so gedreht, dass Sie die Innenseite gut massieren können. Vor allem der Armbeuger wird mit kräftigen Streichungen bedacht. Eine Hand hält den Arm am Ellbogen, die andere massiert mit Daumenstreichungen die Muskeln. Der Daumen gleitet mit entsprechendem Druck über die gesamte Länge der Muskeln. Der Rückweg erfolgt mit flüchtigem Hautkontakt. Wiederholt wird dieser Griff vier- bis sechsmal, wobei der Daumen bei jeder nachfolgenden Streichung über einen neuen Muskelabschnitt streicht.

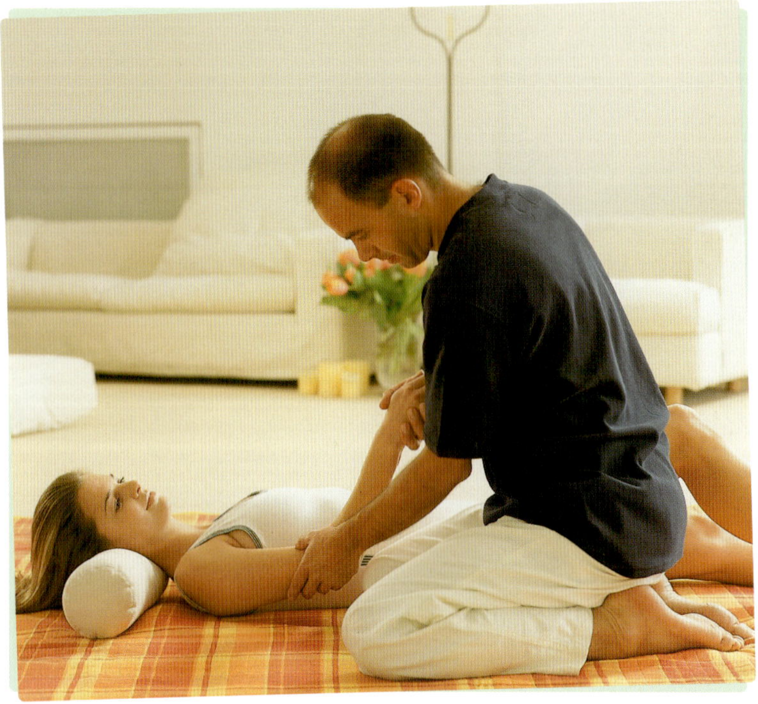

Nach der Daumen- und Fingerstreichung sollten Sie den gesamten Oberarm noch einmal ausstreichen.

Daumen- und Fingerstreichung

An der hinteren Seite des Oberarms ist der dreiköpfige Unterarmstrecker lokalisiert, der mit Daumen- oder Fingerstreichungen massiert wird. Viermal wiederholen.

Die gleiche Massagetechnik wird am Schultermuskel eingesetzt. Mit den Daumen lassen sich die Streichungen, die sechs- bis achtmal wiederholt werden, gut verabreichen.

Mit beidhändigen Fingerknetungen massieren Sie nun Bizeps, Trizeps und den Deltamuskel. Die Armmuskeln sollten entspannt und gut zu fassen sein. Ziehen Sie dann mit den Fingern einen Muskelabschnitt zu sich heran, und drücken Sie mit dem Daumen der anderen Hand dagegen. In rhythmischem Wechsel wandern die Hände am Muskel entlang. Wenden Sie diesen Griff viermal an.

Streichen Sie nun den Oberarm mit leichtem Druck vier- bis sechsmal gut aus.

Für abschließende Schüttelungen nehmen Sie den massierten Arm des Partners und schütteln ihn leicht und rhythmisch durch.

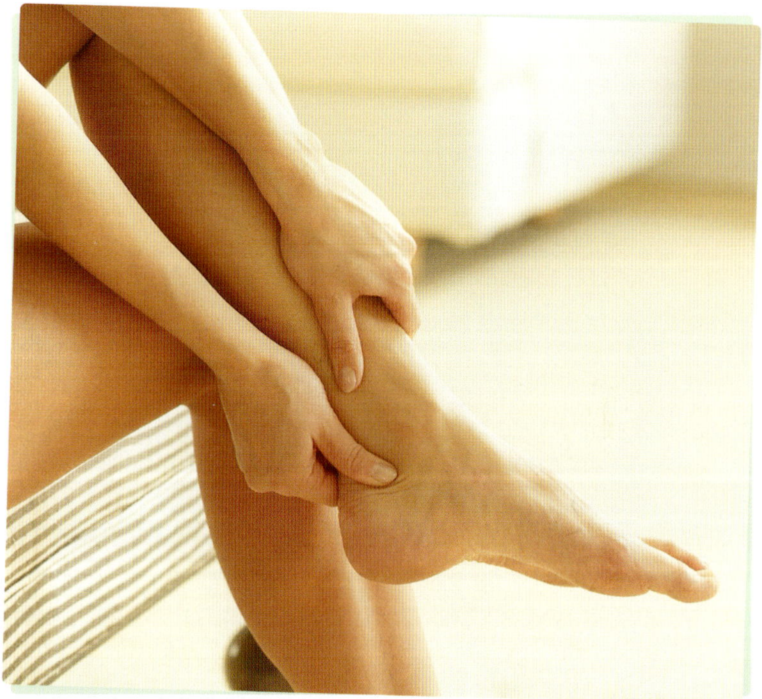

Die Fingerstreichung der Achillessehne kann beid- oder einseitig ausgeführt werden.

Selbstmassage zur Muskelentspannung

Beim einleitenden Ausstreichen sollte das Bein mindestens auf Sitzhöhe sein. Noch günstiger ist es, die Rückenlage einzunehmen und die Ferse auf einen Stuhl zu legen. Zur weiteren Massage setzen Sie sich auf den Boden oder auf einen Stuhl. Die Massage beginnt mit Ausstreichungen, die schließlich in Reibungen übergehen.

Bei der folgenden Fingerstreichung der Achillessehne beginnen Sie am Fersenbein und streichen mit mittlerem bis starkem Druck beid- oder einseitig an der Achillessehne entlang bis zum Beginn der Wadenmuskulatur. Diesen Griff wenden Sie zwei- bis viermal an.

Streichungen

Es folgt eine Beidhand- sowie Fingerstreichung der Beinrückseite. Legen Sie die Fingerkuppen beider Hände links und rechts an

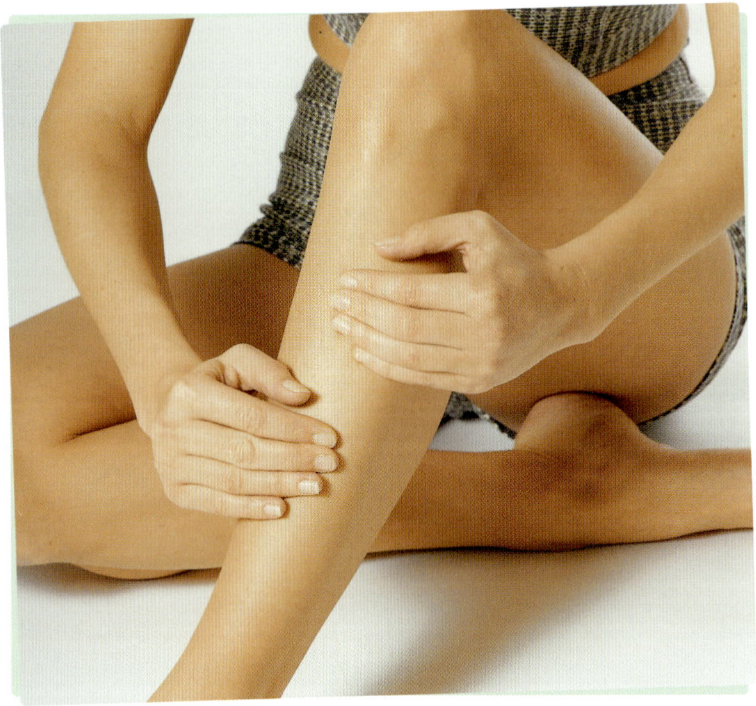

Die eine Hand greift über die andere. So wird die Beidhandstreichung ausgeführt.

die Achillessehne, und streichen Sie daran hoch bis zum Beginn der Wadenmuskulatur, wo sich die Hände treffen. Nach diesem Fingerschluss liegt der Wadenmuskel in den Händen, die ihn umschließen und bis zur Kniekehle gleiten.

An der Wade dürfen Sie den Druck verstärken, weil in der gut fühlbaren Spaltlinie des zweiköpfigen Wadenmuskels die Beinvenen und Lymphgefäße verlaufen, die durch die druckvolle Streichung besonders angeregt werden. Dieser Griff wird vier- bis sechsmal wiederholt.

Beidhandstreichung

Mit einer Beidhandstreichung, bei der eine Hand nach der anderen eine Streichbewegung durchführt, wird die Vorderseite des Unterschenkels ausgestrichen. Die Fingerspitzen der äußeren Hand zeigen nach innen, die der anderen Hand nach außen. Hauptsächlich werden der vordere Schienbeinmuskel und der lange Zehenstrecker bedacht.

Wiederholen Sie diese Wechselstreichung bei mäßigem Druck mit jeder Hand viermal (acht Streichungen).

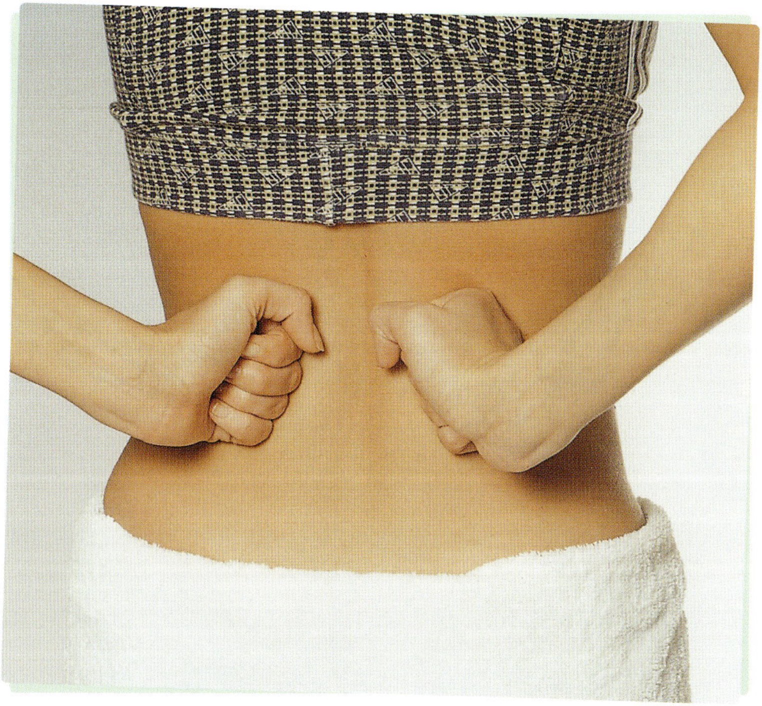

Knöchelstreichungen im unteren Rückenbereich erhöhen die Tiefenwirkung.

Rückenmassage

Setzen Sie sich am besten auf einen Stuhl, Hocker oder auf den Boden.

Legen Sie Ihre Hände auf den unteren Rücken, wobei die Kleinfingerseite nach oben zeigt, die Zeigefinger Kontakt zum Beckenkamm haben und die Daumen dem Darmbein aufliegen. Streichen Sie nun mit den Fingern geradlinig mit kräftigem Druck nach außen. Wiederholen Sie jede gerade Strichführung mindestens sechsmal.

Setzen Sie Ihre Hände dann eine halbe Handbreite höher an, und führen Sie wieder eine Fingerstreichung durch.

Um die Tiefenwirkung zu erhöhen, machen Sie eine Faust und streichen mit den Fingerknöcheln den unteren Rücken.

Sie platzieren Ihre Fäuste neben der Lendenwirbelsäule in Höhe des Beckenkamms, die Daumen zeigen nach oben. Streichen Sie nun kräftig mit den Fingerknöcheln entlang der Wirbelsäule kopfwärts. Wiederholen Sie diesen Griff mindestens sechsmal.

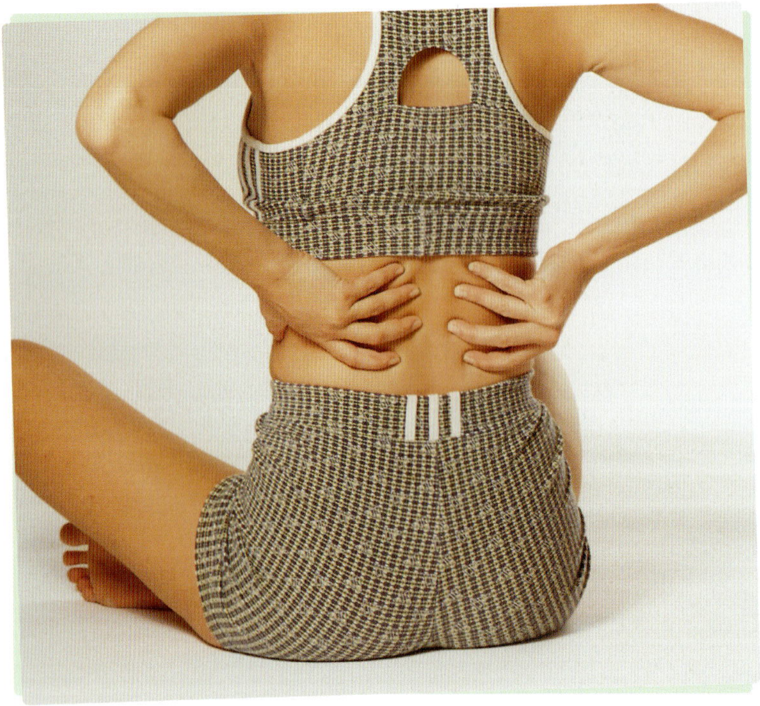

Führen Sie die Fingerzirkelungen an der Wirbelsäule entlang nach oben aus.

Fingerzirkelungen

Wandern Sie anschließend mit Fingerzirkelungen von der Wirbelsäule am Beckenkamm entlang nach außen. Die Kleinfingerseite weist zum Kopf, die Daumen sind abgespreizt. Führen Sie die Zirkelungen zur Kleinfingerseite hin aus, und wiederholen Sie sie so lange, bis der Muskelabschnitt fühlbar weicher wird. Sie können die Hände auch abwechselnd einsetzen.

Zirkeln Sie jetzt an der Lendenwirbelsäule entlang nach oben, so weit Sie kommen. Versuchen Sie, so locker wie möglich zu bleiben. Wenn Sie spüren, dass die Muskeln, die Sie massieren, durch die erforderliche Armposition verkrampfen, unterbrechen Sie die Massage einfach.

Stützen Sie Ihre Hände in die Taille, die Daumen zeigen kopfwärts und liegen am hinteren Rippenbogen in Wirbelsäulennähe an. Bewegen Sie die Hände langsam schräg nach hinten am Rippenbogen entlang, und führen Sie mit den Daumen kräftige Zirkelungen durch.

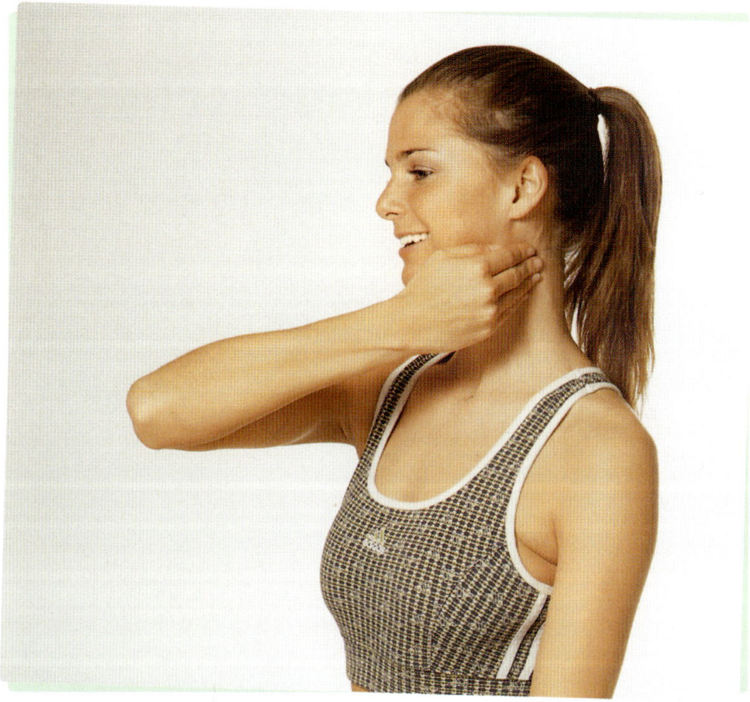

So muss die Hand für die Streichung der seitlichen Halsmuskulatur ansetzen. Der Übersicht halber ist hier nur eine Hand abgebildet.

Massage von Nacken und Schultern

Streichen Sie den oberen Anteil des Kapuzenmuskels mit den Fingern aus. Legen Sie die Finger neben der Halswirbelsäule ungefähr am Haaransatz auf, und führen Sie die Hände am Muskel entlang in Richtung Schulter. Sollten Sie Probleme damit haben, gehen Sie jeweils mit einer Hand diagonal vor.

Die seitliche Halsmuskulatur können Sie gut beidhändig streichen. Setzen Sie die Finger beider Hände jeweils rechts und links direkt unterhalb der Ohren an, und streichen Sie nach unten aus bis zum Schlüsselbein. Wiederholen Sie den Griff viermal.

Greifen Sie mit einer Hand die gegenüberliegende Schultermuskulatur. Erleichtern Sie sich die Knetung des oberen Nackens, indem Sie den Ellbogen der massierenden Hand mit der freien Hand stützen.

Beenden Sie auch diesen Teil der Selbstmassage mit einer Ausstreichung.

Das Aktivprogramm für Hilfe bei Leib- und Bauchschmerzen

Unser größtes inneres Organ ist der Darm, der eine Länge von acht bis zehn Metern aufweist. Störungen der Darmfunktion können sich aber auch auf den ganzen Körper auswirken und unser Wohlbefinden stark beeinträchtigen. Fast jeder Mensch klagt von Zeit zu Zeit über Verdauungsschwierigkeiten, die oft mit Schmerzen sowie mit der Verminderung der körperlichen und der geistigen Leistungsfähigkeit einhergehen.

Häufige Verdauungsprobleme

Viele Menschen klagen heutzutage über akute Durchfälle. Sie sind in der Regel eine natürliche Reaktion unseres Körpers auf Krankheitserreger oder allergieauslösende Stoffe in der Nahrung. Sie können aber auch stressbedingte Ursachen haben, die auf eine ungesunde Lebensweise zurückgehen. Noch häufiger ist die akute Verstopfung, die man als Zivilisa-

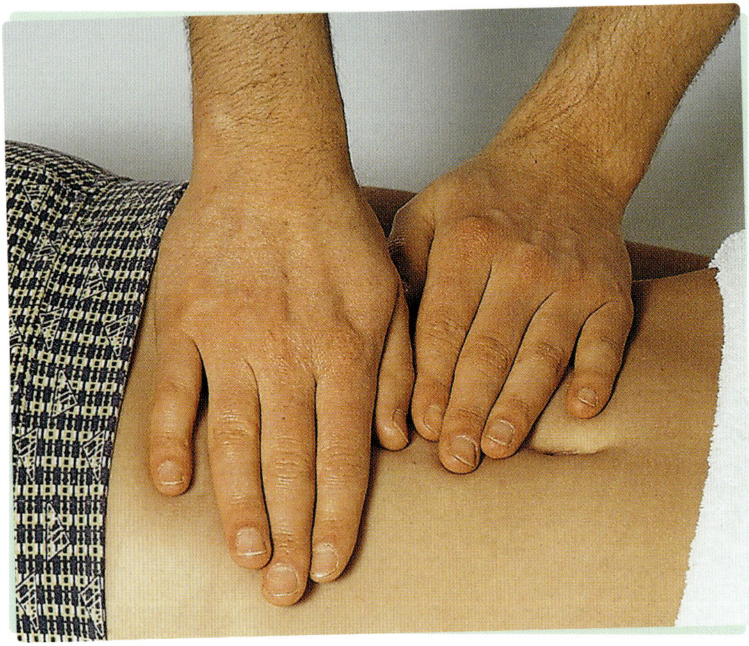

Eine sanfte Massage vermag auch bei Beschwerden im Unterleib Linderung zu verschaffen.

tionskrankheit unserer Zeit ansehen kann. Hauptursachen dafür sind eine meist ballaststoffarme Ernährung, mangelnde Bewegung und der tägliche Stress. Viele Bauchschmerzen und allgemeines Unwohlsein treten infolge dieser weit verbreiteten Verdauungsstörung auf.

Schwächung des Abwehrsystems

Der Darm regelt jedoch nicht allein die Verdauungsfunktionen; er übernimmt auch einen großen Teil der Abwehraufgaben des Immunsystems. Da in vielen Fällen einer Darmkrankheit auch die Darmschleimhaut in Mitleidenschaft gezogen ist, sammeln sich im Bindegewebe schädliche Abbauprodukte der Nahrung und führen zu einer allmählichen Verschlackung des gesamten Organismus. Diese Schadstoffe führen vor allem zu einer Belastung der Leber.
Wenn Sie eine Massage des Bauches und des Unterleibes durchführen wollen, sollten Sie mindestens zwei Stunden nach einer Hauptmahlzeit verstreichen lassen.

Was Massage bewirken kann

Durch Massage kann man einen allgemeinen Entspannungseffekt erzielen, der eine indirekte Wirkung auf das gesamte Verdauungssystem hat. Darüber hinaus kann man direkt Einfluss auf den Verdauungsvorgang durch eine Dickdarmmassage nehmen. Dazu ist es allerdings notwendig, die Lage dieses Darmabschnitts im Bauchraum zu kennen. Er sieht wie ein umgekehrtes großes »U« aus. Auf der rechten Seite verläuft der aufsteigende Teil vom Unterleib bis zum unteren rechten Rippenbogen, wo er in den quer verlaufenden Abschnitt übergeht. Dieser verläuft dann unterhalb des Brustkorbs zur linken Körperseite, wo er absteigend vom linken Rippenbogen bis zur mittleren Beckenregion zieht. Eine entsprechende Behandlung soll den Weitertransport des Darminhaltes beschleunigen. Nach einer Massage sollten Sie den Bauch warm halten, damit sich die Muskulatur entspannen kann.

Wann eine Massage unterbleiben sollte

Eine Massage hilft, Leib- und Bauchbeschwerden vorzubeugen. Es gibt jedoch Erkrankungen, bei denen eine Massage unbedingt unterbleiben sollte:

- Blinddarmentzündung
- Entzündungen der Dickdarmausstülpungen
- Chronische Verstopfung
- Magen- und Darmgeschwüre
- Chronische Entzündung der Darmwand
- Frische Verletzungen und noch nicht verheilte Operationen
- Herz-Kreislauf-Erkrankungen
- Entzündungen von inneren Organen
- Fieberhafte Erkrankungen
- Entzündliche Veränderungen der Haut

Auch bei vollem Magen sollten Sie eine Massage unbedingt vermeiden. Die letzte Hauptmahlzeit sollte mindestens zwei Stunden zurückliegen, mehr wäre besser.

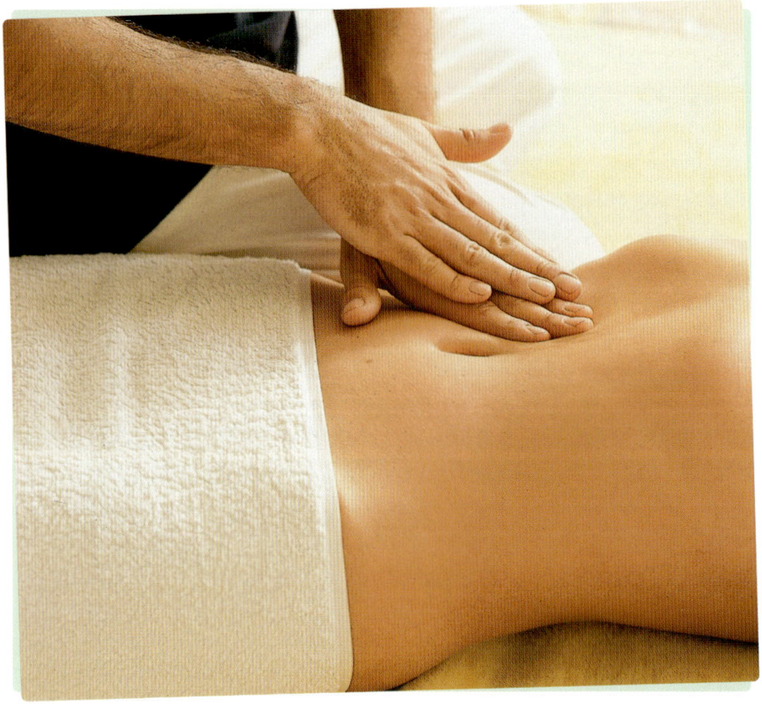

Der Bauchbereich wird mit Einhandstreichungen bearbeitet, wobei mit der aufgelegten zweiten Hand der Druck variiert werden kann.

Partnermassage bei Leib- und Bauchbeschwerden

Ihr Partner liegt möglichst entspannt auf dem Rücken. Sie postieren sich seitlich vom Partner in Höhe des Bauches und wenden sich ihm zu.

Verteilen Sie etwas Öl zwischen Ihren Händen, und verreiben Sie es mit langsamen und weichen Handstreichungen auf dem Bauch des Partners. Ihre Hände bewegen sich kreisend im Uhrzeigersinn. Streichen Sie mindestens ein bis zwei Minuten.

Die Hände beschreiben weiterhin die genannten Kreise. Bearbeiten Sie großflächig den gesamten Bereich zwischen Brustkorb und Hüften. Verstärken Sie den Druck allmählich. Auch hierzu sollten Sie mindestens eine Minute aufwenden.

Nun werden die einzelnen Dickdarmabschnitte mit der Einhandstreichung bedacht. Beginnen Sie auf der linken Körperhälfte des Partners. Sie befinden sich auf dieser Seite des

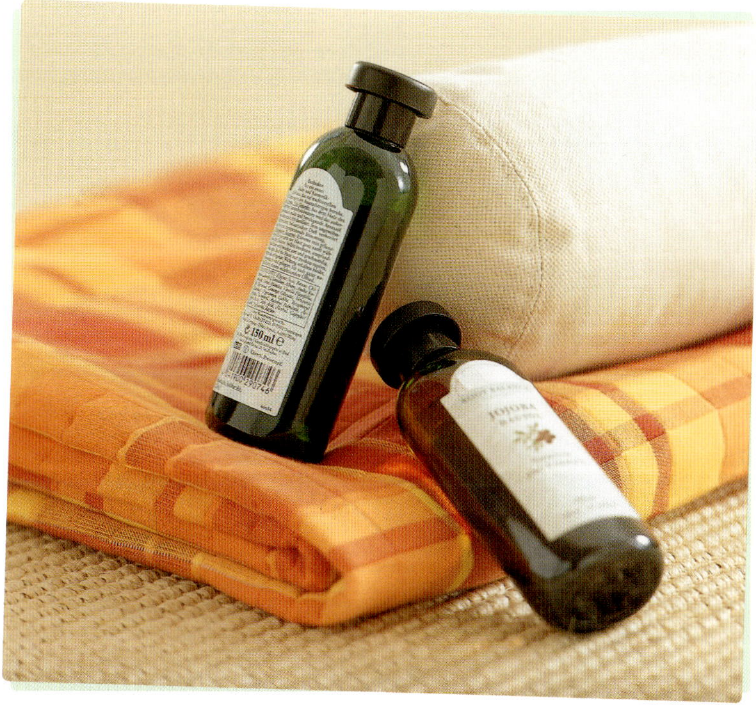

Sanfte Massageöle unterstützen die Wirkung einer Bauchmassage.

Oberkörpers und setzen die linke Hand mit den Fingerspitzen unterhalb des Rippenbogens auf. Die rechte Hand wird nun quer über die linke gelegt und übt den nötigen Druck bei der Streichbewegung nach unten aus. Unmittelbar in Bauchnabelhöhe laufen die Hände in einem leichten Bogen zur Mitte zwischen den Hüften. Wiederholen Sie den Griff vier- bis sechsmal.

Jetzt wird der querverlaufende Abschnitt unterhalb der Rippenbögen von rechts nach links ausgestrichen. Wechseln Sie die untere Hand, und legen Sie sie unterhalb vom rechten Rippenbogen an. Die Finger zeigen nach rechts außen. Die linke Hand legen Sie quer auf die rechte, wobei die Finger kopfwärts aufliegen. Ziehen Sie beide Hände zu sich heran, und variieren Sie mit der aufliegenden Hand den Druck. Vier- bis sechsmal wiederholen.

Der aufsteigende Teil des Darms auf der rechten Seite wird wie die anderen beiden Darmabschnitte massiert. Die rechte Hand bleibt unten und liegt in Beckenhöhe auf der Haut. Wenden Sie diese Technik ebenfalls vier- bis sechsmal an.

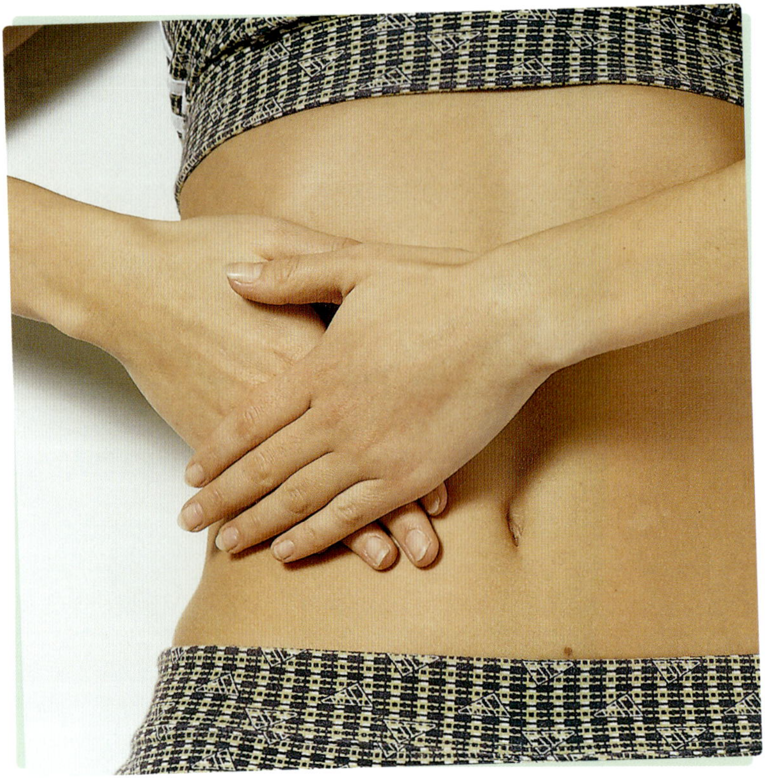

Wenn Sie die Hände aufeinander legen, können Sie den Druck besser dosieren.

Selbstmassage bei Leib- und Bauchbeschwerden

Für die Selbstmassage von Leib und Bauch legen Sie sich am besten in eine entspannte Rückenlage.

Legen Sie eine Hand auf den Solarplexus am Ende des Brustbeins und die andere in die Mitte zwischen den Hüften. Führen Sie langsam kreisend die Handstreichungen auf dem Bauch durch. Wenn sich Ihre Hände kreuzen, lösen Sie eine Hand kurz und lassen sie über die Zweite gleiten. In derselben Weise fahren Sie mit den kreisförmigen Bewegungen fort. Sie können auch eine Hand auf die andere legen, um den Druck besser dosieren zu können.

Bei der folgenden Einhandstreichung beginnen Sie auf der linken Seite. Setzen Sie die

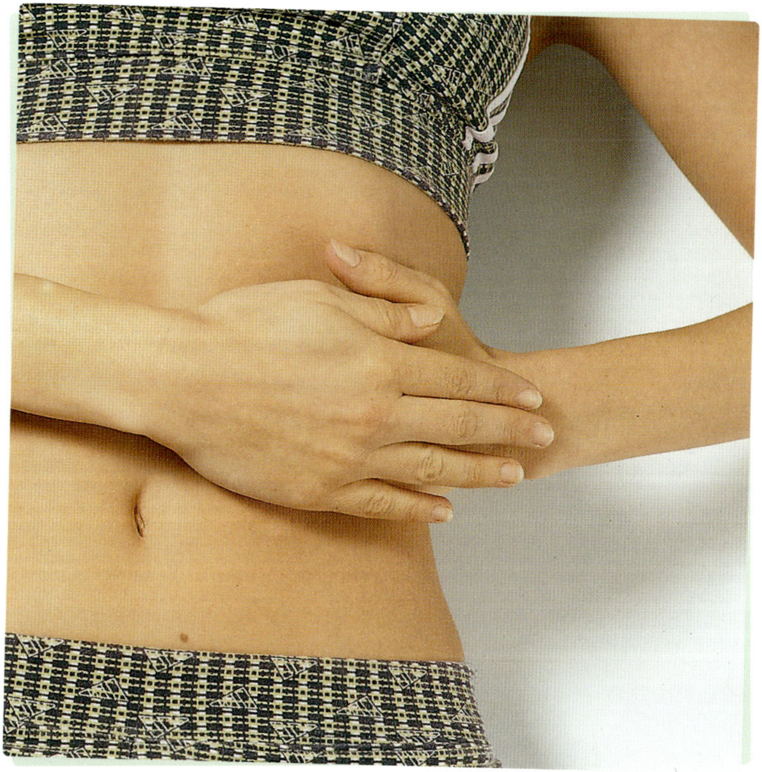

Die rechte Hand liegt parallel auf der linken, dann ziehen Sie beide Hände zur linken Körperseite.

rechte Hand mit den Fingerspitzen auswärts unterhalb vom Rippenbogen an. Die linke Hand wird nun diagonal über die rechte gelegt und unterstützt diese bei der Druckausübung nach unten.
Wechseln Sie nun die untere Hand. Die Rechte legen Sie parallel auf die Linke, wobei der Handballen auf den Fingern liegt. Ziehen Sie dann beide Hände zur linken Körperseite, und gehen Sie weiter wie beschrieben vor. Ziehen Sie beide Hände zu sich heran und variieren Sie mit der aufliegenden Hand die Druckausübung. Achten Sie auf die unterschiedliche Position der Hände, wenn Sie sich selbst massieren. In diesem Fall ist die Linke die untere Hand.
Mit entsprechender Übung gelingt es Ihnen sicher auch bei dieser Massage, die drei Teilmassagen fließend miteinander zu verbinden. Dabei liegen die Hände wie in der Ausgangsposition zu Beginn der Einhandstreichung übereinander.

Das Aktivprogramm bei Schwangerschaft und nach der Entbindung

Durch die Gewichtszunahme während der Schwangerschaft kommt es häufig zu Rückenbeschwerden, die in erster Linie durch Muskelverspannungen hervorgerufen werden. Da sich der Druck auch auf einige Blutgefäße des Beckens auswirkt, können zusätzlich noch Durchblutungsstörungen in den Beinen auftreten.

Nach der Entbindung gewinnt die Massage eine noch größere Bedeutung. Sie fördert dann Durchblutung und Flüssigkeitsableitung und trägt zur Kräftigung von Haut und Muskulatur bei.

Wie man massiert

Eine Selbstmassage beschränkt sich auf Streichungen im Bereich des Bauches in Rückenlage. Ein sanftes Ausstreichen der Beine hat eine lymphflussanregende Wirkung, vergleichbar mit einer Lymphdrainage.

Bei der Partnermassage kommen vorrangig Flachhand- und Daumenstreichungen zur Anwendung. Sie unterstützen insbesondere die Entspannung, den Abbau von Muskelschmerzen sowie die vermehrte Durchblutung. Nach der Schwangerschaft setzt man dann auch Knetungen und Klopfungen bzw. Hackungen ein.

Die bevorzugte Position der Schwangeren bei einer Massage ist die Seitlage; eine Behandlung von Nacken und Schultern ist aber auch im Sitzen möglich.

Bitte beachten Sie!

In den ersten drei Monaten einer Schwangerschaft sollten Sie auf eine Massage des Bauchraums verzichten.

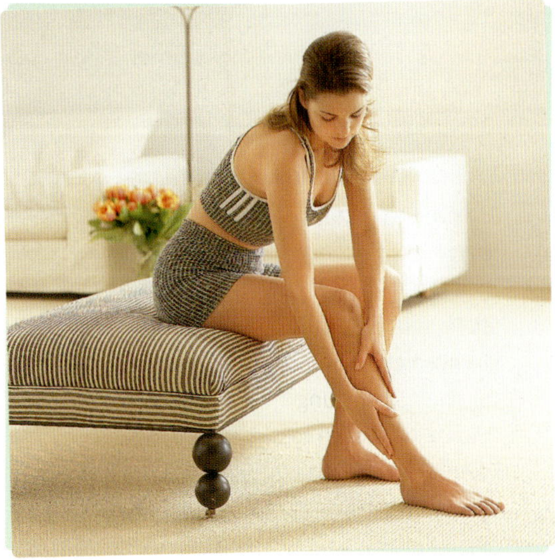

Eine Selbstmassage ist vor allem für frisch Entbundene gut für den Abbau von Wassereinlagerungen, die sich während der Schwangerschaft bilden.

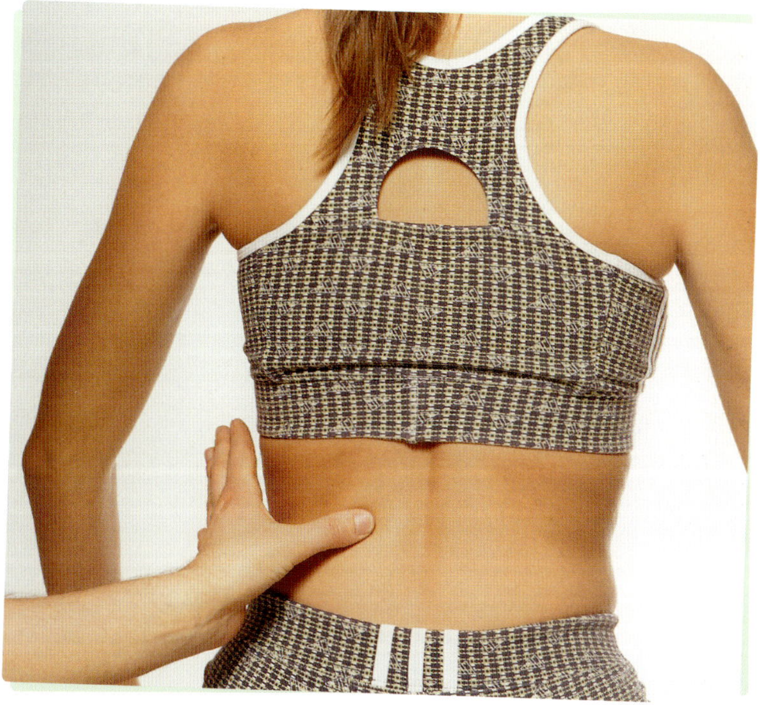

Die häufig während der Schwangerschaft auftretenden Rückenschmerzen können durch Daumenstreichungen gelindert werden.

Partnermassage während der Schwangerschaft

Hier wird die Massage im Sitzen beschrieben. Die Schwangere sitzt auf einem Hocker. Sie befinden sich direkt hinter der Partnerin oder leicht versetzt zu ihr.

Grundsätzlich beginnt man mit einer einleitenden Streichung des gesamten unteren Rückens. Danach wird die Rückenmuskulatur intensiv mit Daumenstreichungen bearbeitet, an die sich Flachhand- und diagonale Streichungen anschließen.

Für die Beinmassage begibt sich die Schwangere in Rückenlage. Die Beinvorderseite wird mit beiden Händen massiert, anschließend die Oberschenkelmuskulatur kräftig ausgestrichen.

Wenn der Bauch mitmassiert werden soll, beschränkt man sich auf Ausstreichungen in Richtung Lymphknoten. Diese Streichung wird langsam und sanft in Richtung Brustbein durchgeführt.

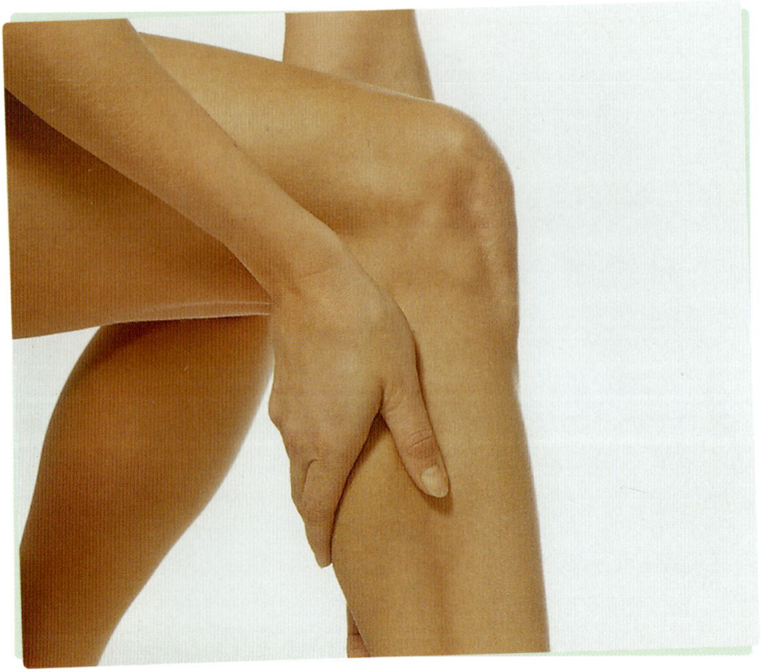

Die Beidhandstreichung an der Wade eröffnet die Selbstmassage.

Selbstmassage während der Schwangerschaft

Welche Körperteile Sie als werdende Mutter massieren, hängt vom Stadium der Schwangerschaft ab. Solange Sie nicht hochschwanger sind, ist eine Beinmassage sicherlich noch ganz gut möglich. Eine ausführliche Beschreibung finden Sie im Abschnitt über die Beinmassage (Seite 74ff.)

Beginnen Sie mit einer Beidhand- sowie Fingerstreichung an der Rückseite des Unterschenkels. Die Vorderseite des Unterschenkels wird anschließend von beiden Händen wechselweise ausgestrichen. Als Nächstes streichen Sie mit beiden Händen die Oberschenkel von der Kniescheibe hin zur Leiste bzw. der Kniekehle bis zur Gesäßfalte.

Legen Sie sich auf den Rücken und streichen Sie mit einer Hand mit sanftem Druck leicht diagonal vom Nabel in Richtung Leistenbeuge. Zehn- bis zwölfmal wiederholen.

Abschließend streichen Sie beidhändig mit sanftem Druck von der Bauchmitte in Richtung zur Brust.

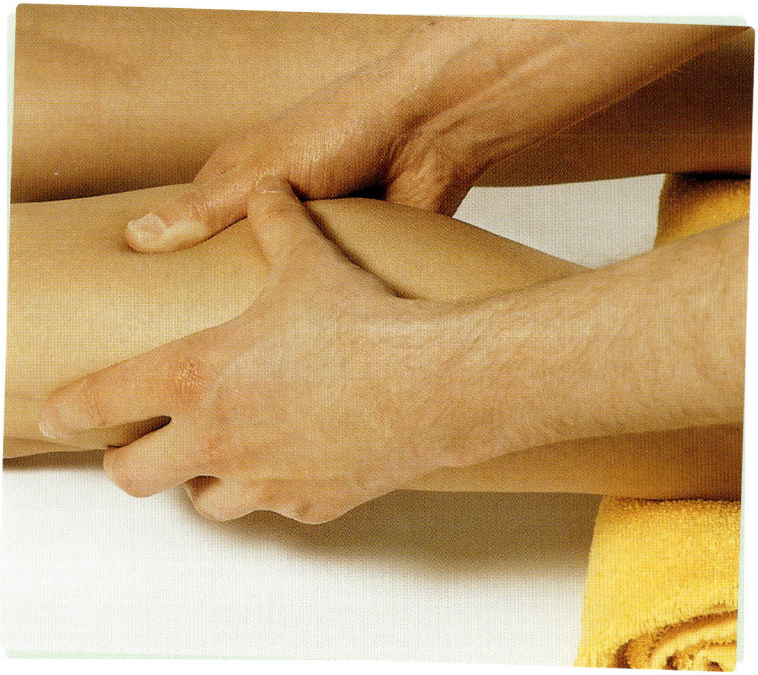

Kräftige Handstreichungen der Wade gehören zu den Anwendungen, die sich nach einer Entbindung anbieten.

Partnermassage nach der Entbindung

Ihre Partnerin begibt sich in die Bauchlage, unter den Fußrücken legen Sie eine Rolle, die Beine sind leicht geöffnet. Knien Sie sich neben oder vor die Füße Ihrer Partnerin.

Fangen Sie mit einer beidhändigen Ausstreichung der Beinrückseite an. Danach gehen Sie fließend zu den kräftigen Handstreichungen der Wade über. Die Längs- und Querknetung der Wade erfolgt über die gesamte Länge des Unterschenkels. Verringern Sie an der Kniekehle ein wenig den Druck. Wiederholen Sie die Anwendung viermal. Eine Rollung beendet die Wadenmassage.

Den Oberschenkel streichen Sie beidhändig kräftig aus, bevor Sie die Muskulatur mit Querknetungen über die ganze Länge bearbeiten. Mit Hackungen steigern Sie den Muskeltonus.

Schließen Sie die Massage der Beinrückseite mit leichten Ausstreichungen des Oberschenkels ab. Wechseln Sie dann die Seite und massieren Sie das andere Bein.

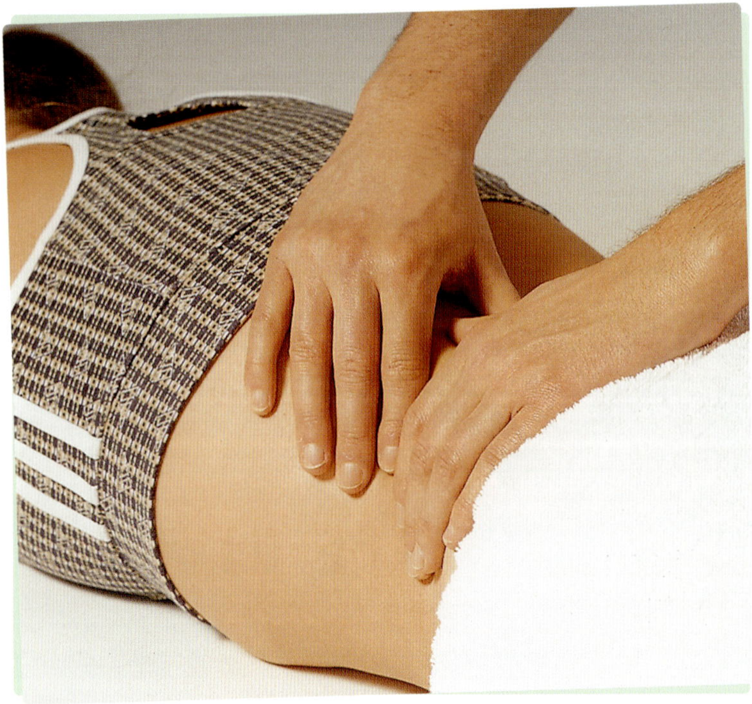

Durch Knetungen zwischen Beckenkamm und Taille kann während der Schwangerschaft das Gewebe der Hüftgegend gefestigt werden.

Massage des unteren Rückens

Mit einer beidhändigen Flachhandstreichung im Lendenwirbelsäulenbereich setzen Sie die Massage fort. Anschließend wenden Sie ein diagonale Streichung an, bei der die Handballen einen mittelstarken bis starken Druck ausüben, um die Rückenmuskulatur zu dehnen. Den Druck sollten Sie jeweils an den Flanken verringern.

Da sich an der Hüfte gerne Fettpolster ablagern, werden nun diese geknetet. Dafür knien Sie sich seitlich in Hüft-Taillenhöhe vor die Partnerin, damit Sie die gegenüberliegende Seite problemlos kneten können. Dabei wandern die Hände vom Beckenkamm in Richtung Taille.

Es folgt abschließend eine Ausstreichung, bevor Sie zu den Klopfungen übergehen. Schließen Sie die Hände zu einer offenen Faust und schlagen Sie ein bis zwei Minuten mit den Kleinfingerseiten auf die Lendenregion. Beenden Sie die Rückenmassage mit sanften Streichungen.

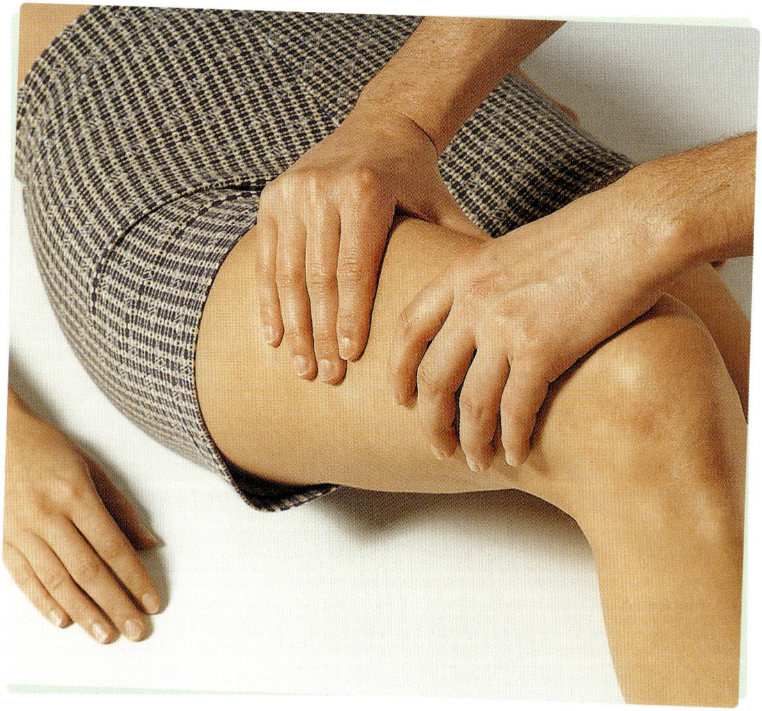

Der Knetung des Oberschenkels, die in Längs- und in Querrichtung verläuft, folgt eine Zwischenausstreichung, bevor eine Hackung diese Anwendung beendet.

Massage der Beine (Vorderseite)

Ihre Partnerin wechselt in die Rückenlage. Bereiten Sie das Bein durch eine einleitende Streichung auf die Massage vor. Bei den Füßen streichen Sie hauptsächlich den Fußrücken. Gehen Sie dann zur Streichung der Schienbeinmuskulatur über. Anschließend wird der Oberschenkel ausgestrichen und längs und quer geknetet. Nach einer weiteren Zwischenausstreichung führen Sie schließlich noch die Hackung durch, um den Muskeltonus zu erhöhen.

Bauchmassage

Während der Schwangerschaft werden die Bauchmuskeln ziemlich stark gedehnt. Es ist wichtig, diese Muskelgruppe mit Massagen schnell wieder zu kräftigen.

Verteilen Sie etwas Öl mit kreisenden Handbewegungen auf dem Bauch. Beidhändige sowie Längsknetungen lockern die verspannte Bauchmuskulatur. Mit leichten Ausstreichungen von der Bauchmitte in Richtung Kopf sowie in diagonaler Richtung beenden Sie diese Massage.

Über dieses Buch

Über den Autor

Hans-Jürgen Horn studierte Sport-, Wirtschafts- und Sozialwissenschaften. Seine praktischen Erfahrungen als ehemaliger Spitzensportler und sein theoretisches Wissen gab er als Trainer im Leistungssport und als Referent in der Erwachsenenbildung weiter. Heute arbeitet Hans-Jürgen Horn als freier Journalist, Buchautor und Berater im Gesundheits- und Sportmanagement.

Der Autor bedankt sich bei Brita Schlünder sowie bei Peter Biedermann für die kritische Durchsicht des Manuskriptes und die Anregungen und Änderungsvorschläge.

Haftungsausschluss

Bildnachweis

Alle Bilder von Dominik Parzinger, München, außer:
Jens Kron, Augsburg: 59; Sudio für Illustration und Fotografie Sascha Wuillemet, München: 10, 11, 41, 55, 57, 72, 79, 80, 84, 87, 90, 95, 97, 99, 100, 101, 104, 114, 115, 129, 135, 139, 142, 143, 144, 145, 146, 150, 151, 153, 154, 155, 156, 157

Des weiteren gilt unser Dank dem Kaufhaus KRÖLL & NILL GmbH & Co., Annastraße 19, Augsburg, das uns Dekorationsmaterial zur Verfügung stellte.

Literatur

Boss, Norbert: Hexal Taschenlexikon Medizin. Urban & Schwarzenberg Verlag, München 1993
Marees de, Horst: Sportphysiologie: In: Schriftenreihe Medizin von heute, Band 10. Köln 1979
Neumann, Bernd: Gesundheit: Ratgeber Massage. In: fit For Fun Aktiv Magazin 9/96, S.178–185
Rich, Penny: Fit und in Form durch Massage. Buch und Zeit Verlag, o.J., o.O.
Tittel, Kurt: Beschreibende und funktionelle Anatomie des Menschen. Gustav Fischer Verlag, Stuttgart - New York 1978

Impressum

garant Verlag GmbH, Renningen, 2008

Genehmigte Lizenzausgabe
der Verlagsgruppe Weltbild GmbH
Abteilung Weltbild Buchverlag
– Originalausgaben –

Redaktion/Bildredaktion:
Christoph Neuschäffer
Umschlag: Simone Halfar
Layout und Satz: KL-Grafik, München
Reproduktion: Repro Ludwig, Zell am See (Österreich)

ISBN 978-3-86766-350-2

Stichwörter von A bis Z